W0256434

ISBN 978-3-662-27713-3   ISBN 978-3-662-29203-7 (eBook)
DOI 10.1007/978-3-662-29203-7

Sonderdruck aus
„Archiv für Dermatologie und Syphilis", 183. Band, 5. Heft. 1943,
S. 591—647.

Springer-Verlag, Berlin W 9.

(Aus der Universitäts-Hautklinik Leipzig [Direktor: Prof. Dr. *Spiethoff*].)

Das Neutralisationsvermögen der Haut gegenüber Laugen und seine Beziehung zur Kohlensäureabgabe.

Von

H. G. Piper.

Mit 16 Textabbildungen.

(Eingegangen am 9. Januar 1943.)

Das Neutralisationsvermögen der Haut gegenüber Laugen und Säuren stellt einen Sonderfall der Funktion der Hautdecke dar, Schutz und Vermittler gegen Einflüsse der Außenwelt zu sein. Je nach Art des natürlichen oder experimentellen Umweltfaktors ist der Mechanismus der Schutz- und Ausgleichsfunktion verschieden. Ein Teil der Aufgabe z. B. die Reaktion gegen Kälte, Wärme, Druck und Schmerz wird mit Hilfe des sensiblen Nervensystems und einer über das motorische System erfolgenden bewußten Abwehr durchgeführt. Neben diesen rein willens- und verstandesmäßigen, d. h. bewußten Abwehrhandlungen stehen Impulse des autonomen Nervensystems, die auf dem Wege eines Reflexbogens zustande kommen mit zweckentsprechenden Effekten (Schwitzen, Zittern, Enger- oder Weiterwerden der Capillaren, Kontraktionen ganzer Muskelgruppen oder nur der Arrectores pilorum). Schließlich kann die Haut allein schon durch ihr physikalisch-chemisches Gefüge einen Teil ihrer Aufgaben leisten, nämlich durch Turgor, Elastizizät und chemische Zusammensetzung. Grundvoraussetzung für diese Leistungen ist aber zunächst die Aufrechterhaltung des eigenen physikalisch-chemischen Aufbaues. Das Studium der Vorgänge an der Hautoberfläche, als der am meisten exponierten Phase, war erst nach Schaffung entsprechender Methoden möglich. So ist die Untersuchung der Wasserstoffionenkonzentration oder aktuellen Reaktion der Hautoberfläche verhältnismäßig jung. Eine eingehende Besprechung der Methoden und Ergebnisse dieses Forschungszweiges ist im Rahmen dieser Arbeit unbedingt nötig, da er zum Thema allgemein und methodisch in engster Beziehung steht. Welcher Art diese Beziehungen sind, soll zunächst charakterisiert werden.

Die p_H-Messung der Hautoberfläche wird vorgenommen in einem Zustand, in dem die Haut nicht zu besonderen Leistungen veranlaßt wird. Sie charakterisiert also die aktuelle Reaktion in der Ruhe oder doch nur während der ständigen Leistung gegenüber den Faktoren des umgebenden Luftmantels, wie Feuchtigkeit, Luftdruck und Säuregehalt.

Mit welchen Mitteln die Versuchsbedingungen möglichst konstant gehalten werden, wird besonders die Besprechung der Arbeiten von *Schade* und *Marchionini* zeigen. Alle die Untersuchungen, die erst nach Vornahme von Reinigungsprozeduren durchgeführt werden, erfassen schon Vorgänge, die einer Belastung entsprechen, insofern als solche Maßnahmen das physikalisch-chemische Gefüge stören. Je nach der zwischen Säuberung und Untersuchung liegenden Zeit trifft man auf einen Zustand, in dem der Ausgleich des gestörten Chemismus noch nicht eingesetzt hat, noch vor sich geht oder beendet ist. Auch Messungen an der durch pharmakologische oder physikalische Reize schwitzenden Haut geben bereits einen Einblick in den p_H bestimmter Funktionsabläufe, wobei die Verdünnungs- bzw. Verdunstungsprozesse Gegenstand eingehender Prüfungen waren. Die Messung der Wasserstoffionenkonzentration der Hautoberfläche wird mit Indicatoren oder Potentiometern durchgeführt. Beide Methoden registrieren bei kritischer Betrachtung bereits eine Leistung der Haut, doch ist die Ansprechbarkeit des Meßsystems so gewählt, daß es selbst den p_H der Haut nicht meßbar beeinflußt, seinerseits aber ein möglichst empfindlicher Test ist. Außer der Messung des „Ruhe-p_H", der natürlich auch bei pathologischen Zuständen bestimmt werden kann, interessiert die Feststellung des „Reaktions-p_H". Dabei sind zwei Wege möglich, je nachdem an welchem Teil des Reaktionssystems die Messung vorgenommen wird. So können entweder die Veränderungen des physikalisch-chemischen Gefüges der Haut unter einer Belastung gemessen werden, oder die Zustandsänderung in der als Reiz dienenden Lösung während oder nach dem Kontakt, und zwar wieder mit Hilfe der Indicator- oder Potentiometermethode. An chemischen Belastungen werden, wie unten näher ausgeführt wird, meist Laugen verschiedener Konzentration benutzt, seltener auch Säuren.

Die im Rahmen dieser Arbeit interessierenden Fragestellungen und Wechselwirkungen lassen sich in folgendem Schema darstellen:

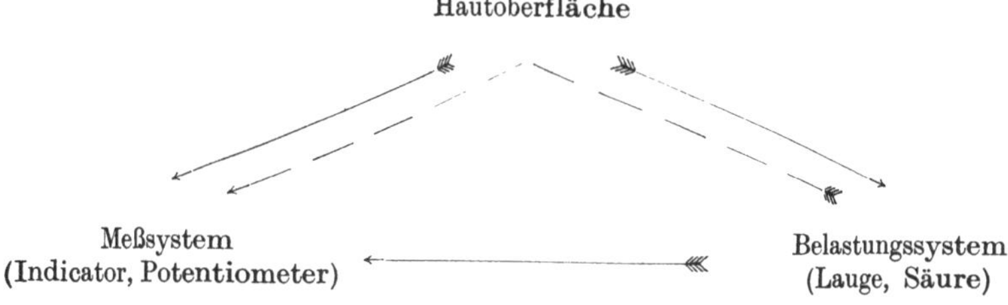

Die wesentlichen Methoden und Ergebnisse des Schrifttums über die vorstehenden Fragestellungen sollen nun im folgenden besprochen werden:

Bezüglich der Messung des p_H der Hautoberfläche wird auf die Arbeiten von *Memmesheimer, Lustig* und *Perutz, Schade* und *Marchio-*

nini, Marchionini, Hausknecht, Marchionini und *Şadan Tor* verwiesen. Mit Hilfe der Indicator- und Potentiometermethode wurde in diesen Arbeiten die saure Reaktion der Hautoberfläche bewiesen. Die Brauchbarkeit der Methoden ist nach *Schade* und *Marchionini* Glocken-Wasserstoffelektrode > Chinhydroelektrode > Indicatormethode, d. h. die geringsten Säurewerte ergibt die Benutzung von Indicatoren.

Untersuchungen am Reaktionssystem Haut-Lauge (bzw. Säure).

a) Neutralisationsvermögen.

Unter dem Neutralisationsvermögen der Haut versteht man ihre Fähigkeit, durch Säureabgabe eine auf sie gebrachte Lauge zu neutralisieren oder deren Reaktion doch wenigstens soweit nach der sauren Seite hin zu verschieben, daß bestimmte Indicatoren einen Farbumschlag zeigen oder daß sich die Zunahme der Wasserstoffionenkonzentration auf elektropotentiometrischem Wege nachweisen läßt. An Methoden zur Bestimmung dieser Leistung sind folgende bekannt: Die von *Heuss* benutzte Anwendung verschieden stark alkalischer Indicatorpapiere, wobei die alkalische Abstufung durch Tränken mit verschieden starken Phenolphthalein-Kalilaugelösungen erreicht wurde. Mit dieser Methode gelang es *Heuss* schon 1892, den Nachweis unterschiedlichen Neutralisationsvermögens bei einem schwächlichen Kind gegenüber einem kräftigen Mann zu erbringen. Zur Messung der Stärke der Säureabgabe kann also entweder die Zeit dienen, die die Haut benötigt, um die im Indicatorpapier vorhandene als konstant angenommene Laugenmenge vom p_H-Wert X auf p_H Y zu bringen, wobei der Farbumschlag des Indicators anzeigt, daß der p_H-Wert Y erreicht ist. Andererseits kann das Meßsystem durch verschiedene Wahl des Anfangs- oder End-p_H-Wertes modifiziert werden. Im vorstehenden Vergleich des Neutralisationsvermögens hat *Heuss* die Zeit als Maß genommen und Anfangs- und End-p_H als Konstanten gewählt. Eine Tatsache, die den Wert der *Heuss*schen Untersuchungen in keiner Weise schmälert, ist, daß sich diese Faktoren praktisch nur sehr schwer konstant halten lassen, wenigstens in der von ihm verwendeten Form. Als Fehlerquellen kommen hauptsächlich Verdunstung und Einwirkung des CO_2-Gehaltes der Luft in Frage.

Denselben Weg zur Bestimmung des Neutralisationsvermögens hat *Burckhardt* benutzt, wobei bereits eine größere Genauigkeit in der Konstanthaltung der Versuchsbedingungen erstrebt wird. Eine bestimmte Menge Natronlauge (1 Tropfen NaOH 1 : 2000) wird auf ein Stück Fließpapier von 2×10 mm Größe auf der Haut aufgetropft und mit einem Glasblock, dessen Unterfläche (2×3 cm) mit einem Tropfen Phenolphthaleinlösung angefeuchtet ist, bedeckt. Die Entfärbungszeit des Fließpapieres bei regelmäßigem, aller 30 Sek. erfolgendem Bewegen des Glasblockes zwecks gleichmäßiger Mischung der Flüssigkeit wird gemessen. Der Versuch wird nach Abwischen der Haut auf derselben Stelle etwa 10mal wiederholt und dabei besonders im Anfang ein Längerwerden der Entfärbungszeiten festgestellt. Das Ansteigen der Entfärbungszeiten beweist nach *Burckhardt* eine Erschöpfung des Neutralisationsvermögens. Ergebnis: Die Untersuchungen beziehen sich besonders auf Alkaliekzeme. Patienten mit negativer oder schwacher Verätzungsreaktion mit 25% Kalkmilch brauchen nur die Hälfte der Zeit zur Neutralisation wie alkaliempfindliche Personen, die schon auf 5% Kalkmilch eine Verätzung zeigen. Alkaliekzempatienten brauchen meist 7—8 Min., Gesunde 4—5 Min. Die Schweißdrüsen haben keinen wesentlichen Anteil an der Alkalineutralisation. Die Entfettung der Haut mit Benzin läßt die ersten Messungen rascher verlaufen, die späteren nicht. Die Hornhautdicke (wiederholt höhensonnenbestrahlte Partien) beeinflußt das Neutralisationsvermögen nicht. UV-Erythem beschleunigt den Neutralisationsvorgang nicht oder nur unwesentlich. Die starke Entzündung im Bereich der Läppchenprobe wirkt verlangsamend. Auch im Alter ist die Neutralisation geringer, ebenso wie nach Applikation von Alkali. *Burckhardt* macht für das Neutralisationsvermögen die CO_2-Abgabe der Haut verantwortlich. Die obige Methode wurde später von *Burckhardt* etwas modifiziert [1]. Die vorgelegte Alkalimenge wird genauer abgemessen, und zwar ein Tropfen einer Pipette benutzt, die 36 Tropfen pro Kubikzentimeter 0,05% NaOH liefert. Der Glasblock wird aller 15—20 Sek. bewegt.

Burckhardt gibt folgende Gruppeneinteilung: 1. Neutralisationszeit unter 5 Min. bis zur 10. Messung, 2. Neutralisationszeit 5—6 Min. bis zur 10. Messung, 3. Neutralisationszeit über 6 Min. bis zur 10. Messung.

Maurer und Hausfrauen zeigen im allgemeinen verzögerte Neutralisation, ebenso abgeheilte Ekzemstellen. Das UV-Erythem bewirkt nach dieser zweiten Arbeit eine ausgesprochene Beschleunigung der Neutralisation.

Mit der *Burckhardt*schen Methode hat *Zingsheim* insgesamt 300 Patienten untersucht. Er wählte folgende Gruppeneinteilung:

Gruppe A keine der Messungen überschreitet $4^3/_4$ Min. Gruppe B $4^3/_4$ Min.—$5^3/_4$ Gruppe C über $5^3/_4$ Min.

Die mit dieser Einteilung gewonnenen Ergebnisse zeigen, daß die Alkaliekzeme ganz vorwiegend der Gruppe C angehören. Konstitutionelle Ekzeme neutralisieren im Gegensatz dazu fast sämtlich sehr schnell die vorgelegte Laugenmenge. Sonstige Ekzeme zeigen keine Abweichung vom allgemeinen Material.

Eine Abänderung des von *Burckhardt* gewählten Arbeitsganges hat *Rogge* vorgenommen. Er bezog die Alkalibindung, die allein durch den Zusatz der relativ großen Phenolphthaleinmenge in der geringen zur Anwendung kommenden Natronlaugenmenge und -konzentration statt-

---

[1] *Burckhardt:* Arch. f. Dermat. **178,** 1 (1939).

findet, in die Auswerung seiner Untersuchungsergebnisse ein und benutzte folgende Anordnung. Gestanztes Filterpapier von 1,1307 qcm wird mit einem Tropfen der Mischung von NaOH 1 : 2000 + gleicher Menge Phenolphthaleinlösung (0,1 in 100 Alkohol) benetzt und dann, wie bei *Burckhardt*, mit einem Glasblock derselben Größe bedeckt. Durch Bewegen des Glasblockes in bestimmten Zeitabständen wird die Flüssigkeit gut gemischt und gleichmäßig auf der bedeckten Hautfläche verteilt. Die Entfärbungszeiten werden gemessen. *Rogge* nimmt die allein durch das Phenolphthalein entstehende Neutralisation der Natronlauge bei seinen Versuchsbedingungen mit 25 % an. Bei Benutzung des Mengenverhältnisses NaOH zu Phenolphthaleinlösung wie 8 : 1 ist die Zeit, die die Haut zur Entfärbung benötigt, 5—7mal so lang. *Rogge* findet die Neutralisationszeit um 50—80 Sek. schwankend. Am schnellsten war die Neutralisation in der Achselhöhle, dann folgen Stirn, Fuß und Arm. Der Unterschied zu den *Burckhardt*schen Zeiten (3—4 Min.) kommt daher, daß hier nur die halbe Konzentration Natronlauge, nämlich 1 Tropfen der NaOH-phenolphthaleinmischung verwendet wird.

Während bei den vorstehenden Methoden die Entfärbungzeit von Phenolphthalein als Maß für das Neutralisationsvermögen der Haut dient, ist bei den nun zu beschreibenden Untersuchungen die elektropotentiometrische p_H-Messung gewählt. Das Verfahren hat den Vorteil, daß jederzeit die vom Versuchsbeginn ab erfolgte Leistung der Haut an der p_H-Verschiebung in der vorgelegten Natronlauge gemessen werden kann. Der Nachteil, daß eine relativ große Säuremenge bereits abgegeben sein kann, ohne daß sich die Wasserstoffionenkonzentration in der Natronlauge wesentlich ändert, wird später noch erörtert werden. Der Unterschied zwischen der Neutralisationsleistung der Haut von Gesunden und Alkaliekzemen wurde von *Koch* mit folgendem Verfahren studiert. In einem kleinen verschließbaren Glaszylinder wird 1 ccm n/2000 NaOH auf den Vorderarm gebracht. p_H wird vorher auf der Haut, dann sofort in der vorgelegten Lauge und weiter aller 5 Min. gemessen. Es entsteht so eine Kurve, die zeigt, daß sich der p_H-Wert allmählich dem Neutralpunkt nähert. Eine Vergleichskurve ergibt, daß die Natronlauge nur unter Einwirkung der Luft höchstens eine geringe Abnahme ihrer alkalischen Reaktion erfährt. Die Gruppeneinteilung erfolgt nach der p_H-Differenz zwischen dem Scheitelpunkt der Kurve, d. h. dem Wert im Augenblick der Applikation auf die Haut und dem Ergebnis nach 30 Min. Typ A zeigt eine Differenz größer als 2, Typ B zeigt eine Differenz 1—2, Typ C zeigt eine Differenz kleiner als 1. Maurer gehören immer, Kranke mit Waschmittelekzemen sehr häufig zu dem Neutralisationstyp C.

Einen ähnlichen Weg wie *Koch* ist *Schoepper*[1] gegangen. Er benutzt als Vorlage 5 ccm Flüssigkeit, die in einer Glasglocke über 5 qcm Haut

---

[1] *Schoepper:* Diss. Freiburg 1939.

40*

festgehalten werden. Nach je 5 Min. werden 0,2 ccm der Flüssigkeit entnommen und darin der p_H-Wert mit der Chinhydronelektrode bestimmt. Als Vorlage dient Aqua dest., n/1000 HCl und n/500 NaOH. Besonders interessiert hier natürlich der Vergleich zwischen neutraler, saurer und alkalischer Lösung. In allen Fällen findet sich eine Verschiebung des p_H-Wertes in dem Sinne, daß nach einiger Zeit dieser näher am Neutralpunkt liegt als zu Beginn des Versuches. Der Verlauf der resultierenden Kurve ist im jeden Fall so, daß nach dieser deutlichen Verschiebung eine Pendelschwingung einsetzt. Nun hat *Schoepper* in seiner Arbeit nur auf die Art und den Verlauf dieses Pendels, d. h. das Schwanken des p_H-Wertes um einem bestimmten Punkt Wert gelegt. Die Angangsschwankung erklärt er durch „Auflösung der sauren Hautauflagerungen" und betrachtet sie in ihrer Größe und zeitlichen Abhängigkeit nicht genauer. Gerade diese Anfangsschwankung ist aber der Teil der Kurve, der uns interessiert, da er mit den Untersuchungen von *Koch* identisch sein dürfte. Auf die Schlüsse aus Menge und p_H der Vorlage wird später eingegangen. Die p_H-Differenzen vom Versuchsbeginn bis zur Einstellung auf das Pendel entnehmen wir den von *Schoepper* der Arbeit beigegebenen Daten und finden:

1. Bei Aqua dest. sinkt der p_H-Wert von 7,32 auf 6,26, dann folgt die Pendelbewegung, die uns in diesem Zusammenhang nicht interessiert.

2. Das Absinken für n/1000 HCl ist p_H 3,39 auf p_H 4,33.

3. Für Natronlauge n/500 sind die entsprechenden Daten p_H 7,99 und Absinken auf p_H 6,78. Reinigung mit Äther ergibt dieselben Meßwerte wie die normale Haut. 10minütige Vorbehandlung mit n/500 NaOH oder heiße Seifenwaschung von 5 Min. Dauer verschieben die Lage des Pendels nach der alkalischen Seite, ebenso das Höhensonnenerythem.

Während, wie oben ersichtlich, *Schoepper* auch Neutralisation einer der Haut vorgelegten Säure feststellt, findet *Silvio Antes*[1], daß eine aktive Säureabwehr durch Mobilisierung und Abwanderung von Kationen nicht stattfindet. Von *P. W. Schmidt*[2] wird für dieses Ergebnis die niedere Dissoziation der von *Silvio Antes* verwendeten Essigsäure verantwortlich gemacht; er selbst findet für Schwefelsäure und Citratpuffer (p_H 2,0) deutliche Säurebindung durch die Haut.

Nachdem im Vorstehenden das Neutralisationsvermögen der Haut an Hand des Schrifttums besprochen wurde, sollen nun noch zwei Arbeiten über die Rückwirkung von Laugen auf die Haut Erwähnung finden.

b) Beeinflußbarkeit der Wasserstoffionenkonzentration der Hautoberfläche durch Laugen.

Schneider[3] benutzte zur Messung die Chinhydronelektrode in Verbindung mit einem Capillarelektrometer und Meßdraht bzw. einem

---

[1] *Silvio Antes:* Arch. f. Dermat. **175**, 232 (1937). — [2] *Schmidt, P. W.* Arch. f. Dermat. **182**, 102 (1942). — [3] *Schneider, W.:* Diss. Gießen 1936.

Potentiometer der Firma Ströhlein, Düsseldorf. Die Belastung der Haut erfolgte mit Schmierseifenbad, Kernseifenwaschung und Präkutanwaschung.

Ergebnis: Nach der Waschung mit Präkutan ist der Anfangs-p_H-Wert der Haut nur ganz unbedeutend nach der alkalischen Seite zu verschoben (5,66—5,78; 4,44—4,61; 4,17—4,32). Nach einem Schmierseifenbad stärkere Verschiebung nach der alkalischen Seite (5,55—6,53). Nach Kernseifenwaschung ähnlich starke Verschiebung (p_H 5,15—5,97). Nach Waschung mit hochkonzentrierter Schmierseifenlösung wurde erst nach etwa 20 Stunden der p_H-Wert der Haut wieder normalisiert gefunden.

Als Meßinstrument hat *Peuckert* Chinhydronelektrode und Glaselektrode benutzt[1]. Untersucht wurden Hautgesunde, die mit 1 g des jeweiligen Reinigungsmittels 1 Min. lang den linken Handrücken und linken Handteller waschen mußten. Vorher, 3 Min. danach und dann jeweils nach 1 Stunde wurde der p_H-Wert an derselben Stelle gemessen. Die Pufferung des Reinigungsmittels (Titrationsalkalität) wird in Beziehung zur p_H-Verschiebung auf der Haut gesetzt. Es ergibt sich, daß eine desto stärkere und nachhaltigere Alkalisierung der Haut eintritt, je höher das Pufferungsvermögen des Reinigungsmittels ist. *Peuckert* erklärt diese Tatsache durch Neutralisation des natürlichen Säureschutzes der Haut und durch das Verbleiben eines artfremden Films des Reinigungsmittels auf der Haut, auf dem dann auch die Messung stattfindet. (*Peuckert* stellt nach seinen Untersuchungen die Forderung auf, das alkalische Reinigungsmittel mit einer aktuellen Reaktion über p_H 9,0 nur eine so hohe potentielle Alkalität haben sollen, daß 10 ccm n-HCl bei 100 ccm 10%iger wässeriger Reinigungsmittellösung den p_H-Wert auf unter 8,5 verschieben.)

Die oben stehenden Arbeiten wurden verhältnismäßig eingehend besprochen, da es ohne deren Kenntnis nur schwer möglich ist, sich ein Bild von den Methoden zu machen, mit denen die bisherigen Kenntnisse vom Neutralisationsvermögen der Haut gewonnen wurden. Es soll nämlich nun versucht werden, die verschiedenen Meßsysteme in vergleichbaren Einheiten darzustellen. Der p_H-Wert der Hautoberfläche sagt über ihre Zusammensetzung und ihr innewohnende Kräfte wenig aus, genau so wie aus dem p_H-Wert einer Lösung nicht auf ihre Zusammensetzung und auf ihre potentielle Energie geschlossen werden kann. Wenn hier und im folgenden von potentieller Energie die Rede ist, so handelt es sich nicht um die Summe aller Energien (mechanische, Energie in der Lage, des Volumens, der Wärme), sondern nur um die chemische Energie. Die potentielle Energie hängt nicht allein vom p_H-Wert ab. Dies sei am Beispiel des destillierten Wassers erläutert, das schon durch Stehen an der Luft sein p_H nach der sauren Seite ändert, bei dem also

---

[1] *Peuckert, Lothar:* Arch. f. Dermat. **181**, 417 (1940).

die Spuren von H_2CO_3 bereits genügen, um ein p_H von z. B. 5,0 zu erzeugen. Destilliertes Wasser entbehrt also jeder Pufferung. Der durch Stehen an der Luft erreichte p_H-Wert ist labil und wird schon durch eine Spur Lauge wieder nach der alkalischen Seite verschoben. Genau entgegengesetzt verhalten sich stark gepufferte Lösungen, zu denen erhebliche Säuren- oder Laugenmengen zugesetzt werden können, ohne daß sich ihr p_H-Wert ändert. (Phosphatpuffer, Lösungen von Salzen in ihren Säuren.) Damit dürfte bewiesen sein, daß die alleinige Kenntnis der aktuellen Hautoberflächenreaktion nichts über die ihr innewohnende Leistungsfähigkeit (potentielle Energie) aussagt. Der p_H-Wert gewinnt erst dann eine Bedeutung, wenn man bedenkt, daß die Haut jederzeit Leistungen in der eingangs geschilderten Art ihrer Rolle als Schutz- und Ausgleichsorgan vollbringen muß. Unter dieser Er- kenntnis beweist die Messung des p_H-Wertes der Haut, daß die Summe der Umweltfaktoren nicht imstande ist, die aktuelle Reaktion der Haut- oberfläche wesentlich und dauernd zu ändern. Von diesem Satz bestehen allerdings Ausnahmen, wie die Abnahme der sauren Reaktion in den Achselhöhlen und Interdigitalpartien der Füße in der Pubertät beweist, doch handelt es sich auch hier um mehr altersgebundene Momente als um die alleinige Auswirkung von Umweltfaktoren (Kleidung, enge Schuhe). Das Konstantbleiben der Hautoberflächenreaktion läßt auf große der Haut innewohnende potentielle Energien schließen. Zu deren Fest- stellung ist die Untersuchung mit Hilfe des wässerigen Hautdialysates nur dann geeignet, wenn man den Erfolg vorher angestellter Belastungs- proben konstatieren will. Das wässerige Hautdialysat dient in diesem Fall als „Meßmedium", das zwischen Haut und Meßsystem eingeschaltet ist, und zwar den p_H-Wert der Haut in seinen Schwankungen leicht auf das Meßsystem überträgt, selbst aber allen Umwelteinflüssen ebenso leicht zugänglich ist, wenn nicht besondere Vorsichtsmaßnahmen ein- geschaltet werden. Destilliertes Wasser gewinnt nämlich durch den Kontakt mit der Haut kein wesentliches Pufferungsvermögen. Zu- sammenfassend läßt sich also sagen, daß man ohne Anwendung sonstiger Methoden aus der Untersuchung des p_H-Wertes der Hautoberfläche oder des wässerigen Hautdialysates keinen Schluß auf die potentielle che- mische Energie der Haut ziehen kann. Das ist erst dann möglich, wenn man die bezeichneten Messungen vor und nach der Einwirkung von Reizen vornimmt, d. h. wenn man der Haut Gelegenheit gibt, mit Hilfe ihrer chemischen Energie Arbeit zu leisten. An einem willig gehor- chenden System (Meßsystem) kann aber keine Arbeit geleistet werden, da ja schon an sich eine Grundforderung des Meßsystems für Zustände ist, dem zu messenden Zustand möglichst wenig oder keine Energie zu entziehen. Diese Forderung gilt besonders für die elektropotentiometrische p_H-Messung. Die Wahl des Belastungssystems muß der zu erwartenden Leistung der Haut angepaßt sein. Konzentrierte Säuren und Laugen übertreffen in ihrer chemischen Aktivität die potentielle chemische Energie der Haut so stark, daß eine feststellbare Veränderung nicht am Belastungssystem, sondern an der Haut zu erwarten ist (Verätzung). Wie in der Einleitung schon kurz geschildert, muß das Belastungssystem aber auch wohl definiert sein, so daß man aus seinen Veränderungen maßanalytische Schlüsse auf die Leistung der Haut ziehen kann. Auf diese Forderung hin sollen zunächst die in den zitierten Arbeiten geschilderten Methoden betrachtet werden.

Die Methode von *Heuss* ist für eine Maßanalyse der Hautleistung nicht geeignet, da die Größe der zur Neutralisationsleistung herangezogenen Hautfläche und die vorgelegte Alkalimenge nicht genau festliegt und auch der Luft-CO_2-Fehler nicht berücksichtigt ist. Ein Vergleich der Leistung an verschiedenen Körperstellen und Menschen ist natürlich trotzdem bei annähernd konstanten Bedingungen möglich, ohne daß man daraus aber einen Schluß auf die absolute Leistung der Haut ziehen kann.

Anders liegen die Verhältnisse bei der *Burckhardt*schen Methode. Die Größe der zur Neutralisationsleistung herangezogenen Hautfläche ist konstant und durch den Flächeninhalt der Unterseite des auf die Haut gelegten Glasblockes gegeben. Zwischen Haut und Glas breitet sich die vorgelegte NaOH in capillarer Schicht aus. Auch die Menge der Natronlauge und des Indicators ist annähernd konstant. Benutzt wird ein Tropfen NaOH 1 : 2000 aus einer Pipette, die pro Kubikzentimeter dieser Lauge 36 Tropfen liefert. Einer Hautfläche von 6 qcm werden also $^1/_{36}$ ccm NaOH 1 : 2000 zur Neutralisation angeboten. Da das Molekulargewicht von NaOH etwa 40 ist, danach eine Normalnatronlauge 40 g NaOH pro Liter enthält, ist die von *Burckhardt* verwendete Lösung $^1/_{80}$ n NaOH. $^1/_{80}$ n NaOH enthält $^1/_{80}$ Mol. NaOH oder $^{1000}/_{80}$ = 12,5 mM (Millimol.) NaOH pro Liter. $^1/_{36}$ ccm dieser Lösung enthält also

$$\frac{12,5}{36 \cdot 1000} = 0,00035 \text{ mM NaOH.}$$

Nun ist nach *Burckhardt*s Versuchen die Haut imstande, mit einer Fläche von 6 qcm diese Menge 10mal hintereinander in einer Zeit von je z. B. 5 Min. in ihrer aktuellen Reaktion zu ändern, daß Phenolphthalein farblos wird. Da für die Titration von NaOH mit Säuren nicht allzu geringer Dissoziationskonstante der p_H-Sprung in den Umschlagsbereich des Phenolphthalein fällt und durch den Neutralpunkt bis ins saure Milieu reicht, kann man für diesen Fall ohne größeren Fehler die für die Phenolphthaleinentfärbung nötige Säuremenge der zur Neutralisation erforderlichen gleichsetzen. Wenn der Ausdruck Neutralisation für Phenolphthaleinentfärbung auch nicht korrekt ist (hydrolytische Dissoziation der Na-Salze schwacher Säuren), so werden wir ihn doch im folgenden der Einfachheit halber gebrauchen, da ja *Burckhardt* auch das von ihm beschriebene Phänomen als Neutralisationsvermögen der

Haut bezeichnet. Man muß sich aber stets erinnern, daß der Ausdruck in diesem Zusammenhang nur dann eine Berechtigung hat, wenn nicht saure Valenzen, auch der amphoteren Elektrolyte, in die Betrachtung einbezogen werden, die eine sehr geringe Dissoziationskonstante (k bzw. $k_a \leq 10^{ca-6}$ haben. Nach diesen Überlegungen kommen wir zu den Untersuchungen *Burckhardts* zurück und können sagen, daß die Haut im obigen Beipsiel in 50 Min. $10 \times 0,00035 = 0,0035$ mM NaOH neutralisiert hat. Zur Neutralisation dieser Laugenmenge muß die Haut einen entsprechenden Äquivalentteil Säure abgegeben haben. Damit ist aber wohl das Neutralisationsvermögen der Haut nicht erschöpft, da ja ein stärkeres Absinken der Neutralisationsleistung außer der Anfangsschwankung während des Versuches nicht eintritt. Es muß sich also um eine mühelose Leistung handeln, bei der die Haut noch über erhebliche „Säurereserven" verfügt.

Die Arbeit von *Zingsheim* bedarf hinsichtlich unserer Fragestellung keiner besonderen Besprechung, da sich *Zingsheim* genau an *Burckhardts* Methode gehalten hat. Dagegen ist es nötig, die Werte aus der Dissertation von *Rogge* näher zu betrachten. *Rogge* weist in seiner Arbeit darauf hin, daß man den Anteil der Alkalibindung durch das Phenolphthalein in Rechnung stellen müsse. Phenolphthalein reagiert einbasisch. *Rogge* hat nun eine Mischung aus gleichen Teilen $^1/_{2000}$ NaOH und Phenolphthalein $^1/_{1000}$ benutzt.

NaOH-Lösung $^1/_{2000} = ^1/_{80}$ n NaOH.

Phenolphthaleinlösung $^1/_{1000} - ^1/_{318,1}$ n Phenolphthalein. Infolge des Verhaltens der Konzentrationen von etwa 4 : 1 wird also von 1 ccm der Natronlauge $^1/_4$ bereits durch 1 ccm der Phenolphthaleinlösung gebunden. Durch die Verdünnung der Natronlauge mit der gleichen Menge Indicatorlösung ist der Gehalt der Gesamtlösung an NaOH, das auch sehr leicht in Alkohol löslich ist, nur noch $^1/_{160}$ n. Aber auch das Phenolphthalein wird dabei auf die Hälfte seines Gehaltes verdünnt, d. h. auf etwa $^1/_{640}$ n. Da $^1/_4$ der Natronlauge, wie schon gesagt, durch das Phenolphthalein gebunden ist, kommt also nur $^1/_{213}$ n NaOH zur Anwendung. Setzt man voraus, daß der Glasblock zum Bedecken des Filterpapiers dieselben Maße hat wie in den *Burckhardt*schen Versuchen (*Rogge* erwähnt keine diesbezüglichen Änderungen), so hat also eine Hautfläche von 6 qcm in 1 Min. einen Tropfen $^1/_{213}$ n NaOH neutralisiert (*Rogge*, Protokoll Nr. 5). Leider fehlt in den Angaben von *Rogge* die Tropfengröße, so daß man diese schätzen muß. Man wird dabei keinen allzugroßen Fehler begehen, wenn man das Mittel zwischen Wasser und Alkohol nimmt, also etwa 40 Tropfen pro Kubikzentimeter. Also wäre in der angegebenen Zeit von 1 Min. $^1/_{40}$ ccm $^1/_{213}$ n NaOH neutralisiert worden, d. h.

$$\frac{1}{40} \cdot \frac{1000}{213 \cdot 1000} \text{ mM. NaOH} = \frac{1}{8520} = 0,00017 \text{ mM. NaOH.}$$

Dagegen steht der *Burckhardt*sche Neutralisationswert von 0,00035 mM NaOH für etwa 5 Min. Daß die Neutralisation bei *Burckhardt* bei den ersten Messungen einer Reihe meist wesentlich kürzer ist, kann zunächst unbeachtet bleiben. Bei dem *Burckhardt*schen Neutralisationswert muß nun auch noch die Korrektur hinsichtlich der Neutralisation durch das Phenolphthalein angebracht werden, und zwar durch Multiplikation mit $^3/_4$. Danach beträgt also der berichtigte Neutralisationswert für etwa 5 Min. und 6 qcm Haut 0,00026. Diese Ergebnisse von *Burckhardt* und *Rogge* stimmen zumindest in der Größenordnung sehr gut zusammen. Im Durchschnitt (geschätzt!!) verhalten sich die Neutralisationszeiten von *Burckhardt* und *Rogge* wie 5 : 1, die neutralisierten NaOH-Mengen in diesen Zeiten aber angenähert wie 2 : 1, d. h. in 5 Min. wird nur etwa das Doppelte dessen neutralisiert was in 1 Min. neutralisiert wird. Zum Begriff der Abnahme des Neutralisationsvermögens, d. h. seiner Erschöpfbarkeit proportional der Zeit, wird noch später Stellung zu nehmen sein.

Wir kommen nun zur Auswertung der Ergebnisse von *Koch*. Der p_H-Wert der von ihm verwendeten n/2000 NaOH ist rechnerisch wegen $[OH'] = 5 \cdot 10^{-4} = 10^{-3,3}$, $p_{OH} = 3,3$, $p_H = 14 - p_{OH}$, $p_H = 10,7$. Der Anwendungsbereich der Chinhydronelektrode liegt zwischen p_H 0 und p_H 9. Die Anfangsmessung ist bei *Koch* p_H etwa 9, also ungenau, da bereits der theoretische Wert außerhalb des exakten Maßbereiches der Chinhydronelektrode liegt, es sei denn, die Natronlauge wäre nicht genau n/2000 gewesen, z. B. infolge der schon vor der Messung umgesetzten Luftkohlensäure. Sinkt nun in den vorgelegten 1 ccm n/2000 NaOH der p_H-Wert auf etwa 7 (Kurve B von *Koch*), so bedeutet das, daß die darunter liegende zur Neutralisationsleistung herangezogene Hautfläche in 30 Min. ein entsprechendes Säureäquivalent abgegeben hat. Dieses entspricht der in 1 ccm n/2000 HCl vorhandenen Menge H, d. h. 0,0005 mg Äquiv. Säure.

In der Arbeit von *Koch* fehlt nun die Angabe des Durchmessers des auf der Haut fixierten Zylinders. Wenn man das der Arbeit beigegebene Bild (Verhältnis der Breite von Unterarm und Gefäß 2,5 cm zu 0,5 cm) ausmißt und die Breite eines kräftigen Unterarmes mit etwa 10 cm annimmt, so hat das Glasgefäß einen Durchmesser von 2 cm gehabt und eine Hautfläche von etwa 3,14 qcm bedeckt. Diese 3,14 qcm Haut haben also in 30 Min. ein Äquivalent von 0,0005 mg H abgegeben. Der Ausdruck mg H˙ bedeutet hier wie im folgenden nicht, daß die Säuren in der Haut schon völlig dissoziiert sind, sondern soll nur andeuten, daß es sich um dissoziierbaren Wasserstoff handelt. mg H˙ soll ein Symbol für mg-Äquivalent Säure sein, stellt also je nach dem p_H-abhängigen Dissoziationsgrad eine absolute oder relative Größe dar.

Interessant ist es nun, den Verlauf der Säureabgabe der Haut in zeitlicher Hinsicht an Hand der *Koch*schen Kurven zu verfolgen. In

Kurve A (s. unten) ist z. B. in den ersten 10 Min. der p_H-Wert von 9 auf 8 gesunken, wahrscheinlich ist die erste Stufe noch höher, da der theoretische Anfangs-p_H größer und die Elektrode an der Grenze ihres Meßbereiches ist. In den zweiten 10 Min. erfolgt dann ein Absinken von p_H 8 auf p_H 7. Um in y ccm NaOH den p_H-Wert von $p_H = a$ auf $p_H = b$ zu senken, ist eine Zufuhr von $y\,(10^{a-14} - 10^{b-14})$ mg H˙ nötig. Diese leicht ableitbare Formel hat für unsere Zwecke den Vorteil, daß sie eine Änderung des Ausgangsvolumens nicht zur Voraussetzung ihrer Gültigkeit hat, daß sie also den Vorgang beim Kontakt der NaOH mit der Haut gut wiedergibt.

Betrachtet man nach dieser Formel die Neutralisationsleistung der Haut in den *Koch*schen Kurven, so ergibt sich folgendes bei Kurve A:

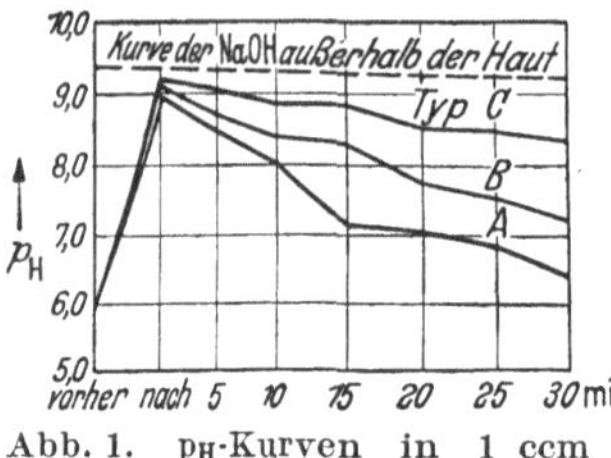

Abb. 1. p_H-Kurven in 1 ccm n/2000 NaOH bei Kontakt mit der Haut (nach *Koch*).

In den ersten 10 Min. p_H 9 → p_H 8 in 1 ccm Lauge. Säureabgabe der Haut $(10^{9-14} - 10^{8-14})$ mg H˙ $= (10^{-5} - 10^{-6})$ mg H˙ $= (0,000010 - 0,000001)$ mg H˙ $= (0,000009$ mg H˙.

In den zweiten 10 Min. p_H 8 → p_H 7 in 1 ccm Lauge. Leistung der Haut dabei $= 0,0000009$ mg H˙.

Die Haut hat demnach in den ersten 10 Min. die 10fache Säuremenge im Vergleich zu den zweiten 10 Min. abgegeben. Im vorstehenden Beispiel ist angenommen, daß die von *Koch* verwendete NaOH p_H 9 als Anfangs-p_H hatte. Nimmt man p_H 9,2 — 9,4 (Text und Kurven B und C bei *Koch*), so wird der Unterschied noch größer und besonders groß bei dem errechneten Anfangs-p_H für eine n/2000 NaOH = p_H 10,7. Dabei wäre die entsprechende Leistung der Haut in den ersten 10 Min. 0,000499 mg H˙. Aus dem Vergleich der beiden Milligrammwerte für den aus der Kurve von *Koch* entnommenen Wert und für den aus der Angabe, die NaOH sei n/2000 gewesen, resultierenden, geht die ganze Schwierigkeit, solche Untersuchungsergebnisse auszuwerten, hervor; denn die Neutralisationsleistungen für die ersten 10 Min. verhalten sich danach wie 0,000009 : 0,000499 oder wie etwa 1 : 50. Auf diese Schwierigkeiten wird noch besonders einzugehen sein. Schon jetzt sei darauf hingewiesen, daß aus dem Vorstehenden abzuleiten ist, eine wie wesentliche Säureabgabe der Haut in den ersten Minuten des Kontaktes mit der Natronlauge stattfinden kann, ohne daß die Änderung des p_H-Wertes in der NaOH meßbar in Erscheinung tritt.

Noch deutlicher gehen die Schwierigkeiten aus der Dissertation von *Schoepper* hervor, wenn man seine Angabe nach unseren Gesichtspunkten durchrechnet. *Schoepper* hat in der Glockenmethode 5 ccm n/500 NaOH auf 5 qcm Haut aufgebracht und alle 5 Min. 0,2 ccm davon mit der Chinhydronelektrode gemessen. Er gibt für die n/500 NaOH an, daß der p_H-Wert von 7,99 auf 6,78 sinkt. Wie der Wert von anfangs 7,99 für eine n/500 NaOH zustande gekommen ist, ist aus der Arbeit nicht ersichtlich. Der p_H-Wert der n/500 NaOH ist theoretisch 11,3. Entweder liegt nun in der Arbeit ein Druckfehler vor, oder die Elektrode hat nicht gestimmt oder die Lösung nicht. Es könnte aber auch sein, daß die n/500 NaOH schon in den allerersten Minuten vor der Messung nach dem Aufbringen auf die Haut eine p_H-Verschiebung von etwa p_H 11,3 auf p_H 7,99 erlitten hat. Unter der Voraussetzung, daß die von ihm verwendete Lösung tatsächlich n/500 = 0,002 n gewesen ist, ergibt sich für die mg H'-Leistung der Haut und 5 ccm vorgelegte Menge bei Verschiebung der aktuellen Reaktion auf p_H = 7,99 (etwa p_H = 8) eine Leistung der Haut von 5 · 0,001999 oder etwa 0,01 mg H'. Diese Hautleistung, die zu der tatsächlich in der Arbeit registrierten von p_H = 7,99 auf p_H = 6,78 mit einer Säureabgabe von etwa 0,000 005 mg H· an 5 ccm Flüssigkeit in einem Verhältnis wie 2000 : 1 steht, erscheint in der von *Schoepper* benutzten Methode überhaupt nicht. Wir werden sie aber in ihrer Größenordnung zur Kenntnis nehmen, da sie ja wenigstens annähernd den wirklichen Vorgängen entspricht. Ohne die Annahme eines Absinkens des p_H-Wertes vor der Messung sind die von *Schoepper* angegebenen Zahlen für n/500 NaOH nicht verständlich. Voraussetzung für die Annahme, daß es sich wirklich um eine Hautleistung handelt, ist natürlich, daß man die Richtigkeit der Ausgangsnormallösung nicht anzweifelt, und daß gröbere Verunreinigungen der n/500 NaOH nicht vorgekommen sind.

Bevor ich die Ergebnisse der Autoren, die das Neutralisationsvermögen gegen Laugen untersucht haben, · kurz zusammenfasse, ist noch folgende Erläuterung nötig. Es ist zu betonen, daß die Maßzahlen der Autoren in andere Einheiten übergeführt werden, und zwar in mg-Äquivalent H·. Jeder der Autoren hat aber mit seiner Methode versucht, Vergleichswerte zum Teil zwischen kranken und gesunden Personen zu schaffen oder das Reaktionsvermögen nach pharmakologischer oder physikalischer Belastung zu prüfen. So sind gut vergleichbare Ergebnisse entstanden, die aber eben nur *Verhältniszahlen* darstellen. Mein Bestreben ist es nun, die absolute Hautleistung aus den Verhältniszahlen abzuleiten.

Besonders wesentlich erschien mir dieser Weg, um Vergleichswerte für meine eigene unten zu beschreibende Methode zu finden und aus evtl. Differenzen Schlüsse auf die Fehlerquellen zu ziehen.

Aus dieser Zusammenstellung geht hervor, daß es der Haut in kurzer Zeit (1—10 Min.) gelingt, vorgelegte Mengen Natronlauge der angegebenen Größenordnung zu neutralisieren oder doch ihre aktuelle Reaktion über einen Bereich zu verschieben, in dem eine p_H-Änderung eine ganz wesentliche Säureabgabe zur Voraussetzung hat. Die Hautleistung ist innerhalb der von den Autoren gewählten Größenordnung

Zusammenstellung der aus Angaben des Schrifttums errechneten Säureabgabe der Haut.

Autor	Methode und Ergebnis	Errechnete Säureabgabe der Haut in mg-Äquiv. H·
Burckhardt	1 Tropfen = $^{1}/_{36}$ ccm $^{1}/_{2000}$ NaOH wird in z. B. 5 Min. von 6 qcm Haut neutralisiert[1]. Leistungszeit bis 10mal wiederholbar. Indicator Phenolphthalein. Lauge mit Glasblock in capillarer Schicht auf Haut verteilt	0,00035 pro 6 qcm Haut in 5 Min. 0,0035 pro 6 qcm Haut in 50 Min. Unter Berücksichtigung des Phenolphthaleinfehlers: 0,00026 pro 6 qcm Haut in 5 Min. 0,0026 pro 6 qcm Haut in 50 Min.
Rogge	Wie *Burckhardt*, aber 1 Tropfen der *Mischung* $^{1}/_{2000}$ NaOH + $^{1}/_{1000}$ Phenolphthalein. Tropfengröße nicht angegeben. Neutralisationszeit etwa 1 Min., 5mal hintereinander angenähert konstant	Bei Schätzung des Tropfenvolumens auf $^{1}/_{40}$ ccm: 0,000117 pro 6 qcm in 1 Min. 0,000585 pro 6 qcm in 5 Min.
Koch	Chinhydronelektrodenmessung 1 ccm n/2000 NaOH in einem Glaszylinder nicht angegebener lichter Weite wird in etwa 30 Min. auf p_H 7 gebracht (Kurve B)	Bedeckte Hautfläche nach Bild auf 3,14 qcm errechnet: 0,0005 mgH· pro 3,14 qcm in 30 Min. 0,0004999 mgH· pro 3,14 qcm in 10 Min. bei Zugrundelegung einer n/2000 NaOH (Text *Koch*). 0,00001 mgH· pro 3,14 qcm in 30 Min. 0,000009 mgH· pro 3,14 qcm in 10 Min. bei Zugrundelegung eines Anfangs-p_H = 9 (Kurven *Koch*)
Schoepper	Chinhydronelektrodenmessung von 0,2 ccm des Glockeninhaltes, der 5 ccm n/500 NaOH auf 5 qcm Haut beträgt. Anfangs-p_H dieser Lösung rechnerisch p_H = 11,3	Versuchsanfangs-p_H mit p_H = 7,99 ∼ 8 angegeben. Also muß der theoretische p_H-Wert = 11,3 in der sehr kurzen Zeitspanne vom Aufbringen auf die Haut bis zur ersten Messung auf p_H 8 gesunken sein. Benötigte mgH· für dieses Absinken für 1 ccm n/500 NaOH = 0,00199, für 5 ccm ∼ 0,01. Hautleistung 0,01 mgH· für 5 qcm Haut in kurzer nicht näher bezeichneter Zeit

[1] Neutralisation wird wieder aus Gründen der Einfachheit und wegen des minimalen Fehlers mit dem Umschlagspunkt des Phenolphthaleins gleichgesetzt.

Autor	Vorgelegte NaOH in mM	Säureabgabe in mg-Äquiv.	Neutralisierte Hautfläche in qcm	Benötigte Zeit in Min.	Bemerkung
Burckhardt .	0,00026	0,00026	6	5	Phenolphthaleinfehler berücksichtigt
Rogge . . .	0,000117	0,000117	6	1	Desgl.
Koch	0,0005	0,000499	etwa 3,14	10	Theoret. p_H von n/2000 NaOH maßgeblich
Schoepper . .	0,01	0,009995	5	? sehr kurz	Theor. p_H von n/500 NaOH maßgeblich

abhängig von der mM-Menge der alkalischen Vorlage und dieser in mg-Äquivalent H˙ angenähert gleich. Die für diese Leistung nötigen unterschiedlichen Zeiten, d. h. die Verhältniszahlen innerhalb jeder einzelnen Arbeit lassen auf verschieden große Säurereserven, d. h. zur Abgabe an Lauge verfügbare saure Valenzen der Haut bei den untersuchten Personen schließen. Da das Neutralisationsvermögen der Haut aber, wie obige Maßzahlen zeigen, bei Belastungen in der angegebenen Größenordnung keineswegs erschöpft wird, ist ein Schluß auf die absolute Größe der Säurereserve der Haut nicht möglich. Der Säuremantel der Haut *(Marchionini)* findet seinen Ausdruck in der Wasserstoffionenkonzentration der Hautoberfläche. Nun haben 1 Liter und 1 ccm einer $x \cdot n$ HCl beide denselben p_H von $- \log x$ (Funktion ohne Berücksichtigung des Aktivitätsfaktors), und doch verhält sich die mit ihnen mögliche Neutralisationsleistung wie $1000 : 1$, da eben die Volumina mit derselben Konzentration „aktiver Masse" in diesem Zahlenverhältnis stehen. Die Säurereserve der Haut wird also neben der Wasserstoffionenkonzentration der verschiedenen Schichten von der Gesamtkonzentration und vom Volumen des Säuremantels abhängig sein. Es gelingt aber nicht, sie aus diesen Faktoren zu errechnen, da zwar die Dicke des Säuremantels annähernd bekannt ist (nach *Marchionini* „kaum mehr als einige wenige Hundertstel Millimeter"), aber nicht die Konzentration der undissoziierten Moleküle, die ja nur in sehr verdünnten Lösungen in einfacher Beziehung zur Konzentration der freien Wasserstoffionen steht.

Zur Feststellung des absoluten Wertes der Säureabgabe, der allein einen Schluß auf die Säurereserve der Haut zuläßt und dieser proportional sein muß, gingen wir von der Überlegung aus, daß dazu die Leistung der Haut bis zu einem gewissen Grad erschöpft werden muß. Die Neutralisationsaufgabe hat also so groß zu sein, daß sie von der Haut nur zum Teil bewältigt werden kann. Wichtig ist die Entscheidung, welche Meßmethode für die Bestimmung der Säureabgabe in Frage kommt. Das ist zweckmäßigerweise diejenige Methode, die die Säuremenge direkt mißt. Die laufende p_H-Messung, gleichgültig ob mit Chinhydron-, Wasserstoff- oder Glaselektrode ist dazu, größte Meßgenauigkeit vorausgesetzt, wenig geeignet, da in einer größeren Menge stark alkalischer Lösung die p_H-Verschiebung infolge der Pufferung trotz erheblichem Säurezusatz nur sehr gering ist, wie jede potentiometrische Titrationskurve von NaOH bei Säurezugabe zeigt. Die geeignete Methode zur Erfassung der Säureabgabe der Haut ist die Titration, die mit genügender Genauigkeit gestattet, aus der Änderung des Titers die von der Haut in die Lauge abgegebene Säure oder auch die Bindung alkalischer Valenzen durch die Haut festzustellen.

Methode. Ein an beiden Seiten offener Glaszylinder von einem Durchmesser der lichten Weite von 2,8 cm, ihrem daraus resultierenden Flächeninhalt von 6,16 qcm und einer Höhe von 3,8 cm besitzt eine

Ausgußschneppe, deren Kante 0,5 cm unter dem oberen Rand steht. Die danach für den Rauminhalt verbleibende Höhe ist 3,3 cm, der verfügbare Rauminhalt daher 20,3 ccm. Das Gläschen trägt etwa 1 cm unter dem Oberrand 2 sich diametral gegenüberstehende, nach oben gebogene Glashäkchen, die der Aufnahme von Metallspiralen dienen, die das Gefäß auf der Haut festhalten. Die Fixierung geschieht mit Hilfe eines selbsthaltenden Staugurtes, in dem zwei Spiralen eingefügt sind, die das Gläschen umgreifen, auf den Haken ruhen und es beim Anziehen des Gurtes gegen die Haut drücken. Das auf dem Unterarm befestigte Gläschen zeigt Abb. 2. Die beim Andrücken eintretende Vorwölbung der Haut in das Lumen des Gefäßes, also die Vergrößerung der neutralisierenden Fläche bleibt unberücksichtigt; doch dürfte der Fehler, wenigstens zum Teil, nur scheinbar sein, da es sich um einen durch Elastizität bedingten Flächenzuwachs handelt, bei dem das Volumen der untersuchten Haut konstant bleibt. Das Gläschen wird auf der ungereinigten Haut der Unterarmbeugeseite befestigt. Die Abdichtung auf der Haut geschah nur mit Hilfe des mechanischen Druckes. Vaseline konnte dazu nicht benutzt werden, da sie meist nicht säurefrei ist, wie an einem Orientierungsversuch durch Titration in einem innen vaselinierten Gläschen festgestellt wurde. Aus einer Bürette mit Zehntelkubikzentimeterteilung wird das Gläschen gefüllt. Es wurden Büretten mit eingelegtem blauem Streifen verwendet, die die Ablesung einer Meniscusspitze gestatten, so daß bei Berücksichtigung der Parallaxe die Ablesung halber Teilstriche ohne weiteres möglich ist. Mikrobüretten kamen wegen der Größe der Vorlagen nicht in Frage. Nach einer bestimmten Zeit wurde die Titration mit Phenolphthalein als Indicator und HCl als Maßlösung vorgenommen. Um der Haut eine möglichst große Neutralisationsaufgabe zu stellen bzw. möglichst viele saure Valenzen aus der Haut zu lösen, wurde angenähert n/50 NaOH verwendet, deren Titer gegen n/50 HCl festgelegt wurde. Die Lösungen wurden für jede Bürettenfüllung in genügender zum Durchwaschen hinreichender Menge frisch aus n/10 NaOH bzw. HCl bereitet und jedesmal der Titer bestimmt.

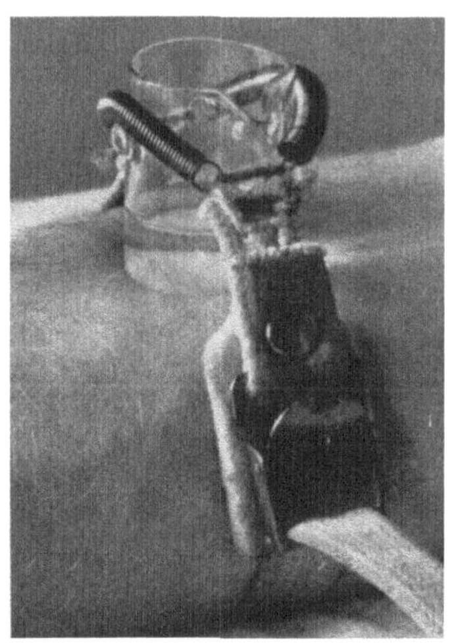

Abb. 2. Hautuntersuchungsgefäß auf Unterarm befestigt.

Die erste Serie unserer Untersuchungen wurde in Form der „offenen Titration auf der Haut" durchgeführt. Die alleinige dabei auszuschaltende Fehlerquelle liegt in der Einwirkung der Luftkohlensäure. Dieser Fehler kann entweder durch Arbeiten unter Paraffin ausgeschaltet werden, wie weiter unten in einer Serie gezeigt wird, oder durch Bestimmung der CO_2-Bindung aus der Luft in ebenfalls titrimetrischen Kontrollversuchen. Beim Ansetzen dieser Kontrollen ist es von äußerster Wichtigkeit, daß neben denselben Mengen der NaOH-Vorlage, demselben Titer, auch die Kontrollgläschen von derselben Weite sind wie die Versuchsgefäße, so daß die mit Luft-CO_2 in Reaktion tretenden Flächen gleich sind. Der Säurezuwachs durch Stehenlassen an der Luft dürfte nämlich bei sonst gleichen Bedingungen von der Größe der Flüssigkeitsoberfläche abhängen und dieser proportional sein. Er wächst demnach mit dem Quadrat des Gläschendurchmessers. Zum Beweis gebe ich eine Titrationsserie in verschieden weiten Gläschen.

| Verhältnis Füllungsvolumen : Oberfläche | Sofortversuch | | Nach 20 Min. offenem Stehen an der Luft | | Durch CO_2 gebundene NaOH in mM |
	vorgelegte NaOH ccm	verbrauchte n/50 HCl ccm	vorgelegte NaOH ccm	verbrauchte n/50 HCl ccm	
5 ccm : 6,16 qcm	5	4,6	5	4,4	
			5	4,4	
			5	4,4	
			5	4,4	
			5	4,45	
			5	4,4	
	0,0184 n		0,0176 n		5 · 0,0008 = 0,004 mM NaOH
5 ccm : 18,1 qcm	5	4,65	5	4,1	
			5	4,1	
			5	4,15	
			5	4,15	
			5	4,1	
	0,0186		0,0164		5 · 0,0022 = 0,011 mM NaOH

Die Tabelle zeigt, daß bei gleichlangem Stehenlassen an der Luft der Säurezuwachs in der Natronlauge in erster Linie von der Größe der Berührungsfläche mit ihr abhängt, wie wichtig es also ist, die Kontrollgläschen von genau derselben Weite wie die Versuchsgefäße zu wählen. Die anderen Faktoren, die für die Lösung von Gasen in Flüssigkeiten und die Umsetzung von H_2CO_3 mit NaOH gleicher Menge und Konzentration quantitativ verantwortlich sind, haben hier eine untergeordnete Bedeutung, da Luftdruck und Temperatur innerhalb der Versuchsdauer angenähert konstant bleiben. Um die Temperatur der auf die Haut gebrachten Natronlauge, die sich infolge der Körperwärme und der in ihr vor sich gehenden chemischen Umsetzung ändert, mit der Kontrolle ungefähr gleichzuhalten, haben wir die Kontrollgläschen stets auf etwa 30° vorgewärmt und nach der Füllung bei etwa 25° gehalten.

Um einen Überblick über die Bedeutung der Zeit für die Neutralisation der Lauge durch die Luftkohlensäure innerhalb der Versuchsdauer zu bekommen, wurde in Kontrollversuchen der Einfluß der Dauer des Offenstehenlassens an der Luft vor der Titration auf das Absinken des Titers untersucht. Das Ergebnis ist, daß bei vorsichtigster Titration zur Vermeidung des Heraustitrierens von CO_2 für Gläschen von der Weite unserer Untersuchungsgefäße und 5 ccm etwa n/50 NaOH der Verbrauch an n/50 HCl nach 5 Min. maximal um 0,1 ccm, nach 10 Min. um 0,2 ccm und nach 20 Min. um 0,4 ccm geringer ist als bei sofortiger Titration. Das bei der offenen Titration von Natronlauge auf der Haut festzustellende Absinken des Titers ist also das Ergebnis zweier Faktoren, nämlich der Abgabe saurer Valenzen bzw. der Bindung alkalischer durch die Haut und der Bildung von Carbonaten infolge der Berührung mit der Luftkohlensäure. Der Anteil, den die Haut an der Titerverminderung hat, ist also die Differenz zwischen Gesamtverminderung und CO_2-Fehler der Luft, dessen Größe durch die Kontrollversuche innerhalb der Bedingungen des Versuches und seiner Dauer festgelegt wurde. Die Ausrechnung der Hautleistung ist folgendermaßen:

Anfangstiter: 9,9 ccm NaOH : 9,8 ccm   0,02 n HCl
1   ccm NaOH : 9,8/9,9 ccm 0,02 n HCl
5   ccm NaOH : 9,8/9,9 · 5   0,02 n HCl
5   ccm NaOH : 4,95 ccm   0,02 n HCl

Titer nach 10 Min. offenem Stehen im Versuchsgläschen auf der Haut } 5   ccm NaOH : 4,5 ccm 0,02 n HCl

Haut und Luft haben also in 10 Min. an 5 ccm NaOH eine Säuremenge abgegeben, die einem Äquivalent von 4,95 — 4,5   0,45 ccm 0,02 n HCl entspricht. Die Luft allein gibt nach den Kontrollversuchen in gleichweiten Gläschen unter denselben Bedingungen ein Äquivalent von 0,2 ccm 0,02 n HCl ab. Die Säureabgabe von 6,16 qcm Haut beträgt also in 10 Min. ein Äquivalent von 0,45 — 0,2 = 0,25 ccm 0,02 n HCl mit 0,005 mg H˙.

Unser unter den vorstehenden Bedingungen gewonnenes Material an 100 gesunden Personen ergibt, daß in 10 Min. von etwa 6 qcm Haut 0,001—0,013 mg H˙ abgegeben werden können. Diese Werte kommen nicht gleich häufig vor. Um nicht mit zu kleinen Zahlen zu arbeiten, die dem Zufall unterliegen, rechnen wir die Anzahl von Untersuchungen von je 2 benachbarten Milligrammwerten zusammen, zählen also bei 0,002 die Untersuchungen von 0,001 mg mit, ebenso 0,003 + 0,004 usw. Danach ergibt sich die graphisch dargestellte Häufigkeitsverteilung (Abb. 3). Die meisten Untersuchungen haben also Werte von 0,004 bis 0,01 mg H˙ Säureabgabe für 6,16 qcm Haut und 10 Min. Versuchsdauer ergeben, wenn man diese Hautfläche mit 5 ccm einer etwa n/50 NaOH in Berührung bringt. Der Durchschnittswert dieser 100 Untersuchungen ist 0,006 für 6,16 qcm, also etwa 0,001 mg H pro Quadratzentimeter Haut in 10 Min.

Nun interessiert uns zunächst, ob dieser Wert regionär auf der Haut der Unterarmbeugeseiten gleichhoch ist. Es wurden also bei jeder Versuchsperson an verschiedenen Stellen des linken und rechten Unterarmes Bestimmungen der Hautsäureabgabe in der beschriebenen Weise gemacht.

Das Ergebnis ist in der folgenden Tabelle, aus der die absoluten Werte und ihre Streuungsbreite abgelesen werden können, für jede Versuchsperson dargestellt.

Die Säureabgabe der Haut an verschiedenen Stellen der Unterarmbeugeseiten zeigt danach bei 16 von 20 Untersuchten eine Schwankung bis 0,002 mg H$^{\cdot}$ für die einzelne Versuchsperson. Wenn auch regionäre Verschiedenheiten anzunehmen sind, so kann man doch diese

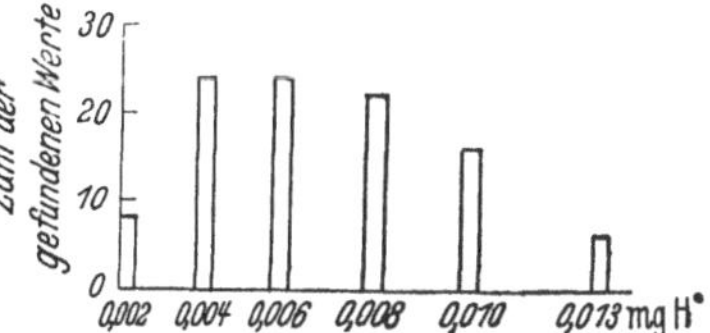

Abb. 3. Häufigkeitsverteilung der Säureabgabe von 6,16 qcm Haut an 5 ccm rd. 0,02 n NaOH in 10 Min. bei 100 Hautgesunden.

Differenz auch der Methode zur Last legen, da $\pm$ 0,001 mg H$^{\cdot}$ Äquivalent durch $\pm$ 0,05 ccm 0,02 n HCl bei der Titration dargestellt werden. Größere Schwankungen, so bei einer Person 0,007—0,013 brauchen indessen nicht der Methode zur Last zu fallen, sondern können durch regionäre Unterschiede, z. B. infolge Waschgewohnheiten erklärt werden; der

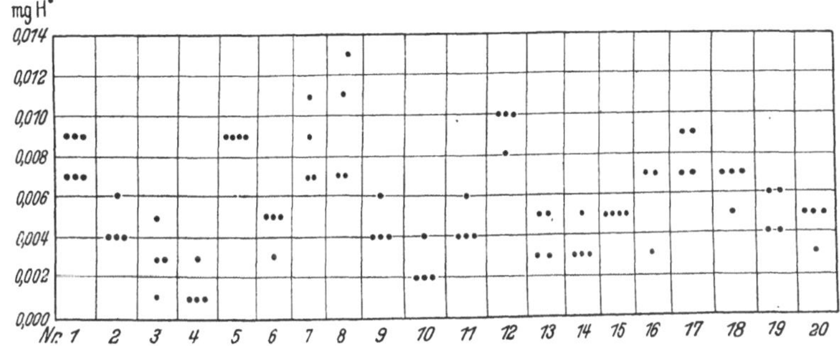

Abb. 4. Streuungsbreite der Säureabgabe verschiedener Stellen der Unterarmbeugeseiten bei 20 Hautgesunden, Versuchsdauer 10 Min. Hautfläche 6,16 qcm, Luft-CO_2-Fehler berücksichtigt. Vorlage 5 ccm etwa 0,02 n NaOH.

linke Unterarm und die untere Hälfte der Unterarme werden meist kräftiger gewaschen. Aus der graphischen Darstellung kann man deutlich sehen, daß die Säureabgabe der Haut zwar innerhalb gewissen Grenzen schwankt, daß sie aber individuell in der weit größeren Anzahl der untersuchten Personen durch benachbarte oder sogar identische Werte dargestellt wird. Auf die Verschiedenheit der Säureabgabe beim Vergleich einer Anzahl untersuchter Personen hat schon *Burckhardt* und mit dessen Methode auch *Zingsheim* hingewiesen. Das unterschiedliche

Neutralisationsvermögen findet in ihren Arbeiten seinen Ausdruck in verschieden langen zur Neutralisation einer bestimmten Laugenmenge notwendigen Zeiten (s. oben). Auch die Differenzen im p_H-Wert der Hautoberfläche (*Marchionini* und *Schade* u. a.) besagen dasselbe.

In einer zweiten Serie von Untersuchungen haben wir den Luftfehler ausgeschaltet. Das schien uns vor allem für längere Versuche nötig, da die CO_2-Aufnahme aus der Luft in Kontrolle und Hautgläschen dann mit Wahrscheinlichkeit nicht mehr gleich groß ist. Die chemischen Reaktionen hängen von der Konzentration ab, und diese wird im Untersuchungsgefäß von 2 Variablen (Hautsäuren und Luft-CO_2) und in der Kontrolle nur von einer, nämlich dem Luftkohlendioxyd beeinflußt. Im Untersuchungsgefäß sinkt der p_H-Wert schneller als in der Kontrolle (siehe Kurven von *Koch*). Die „aktive Masse" ist also in der Natronlauge nach kurzem Kontakt mit der Haut geringer und damit auch das CO_2-Bindevermögen, und zwar um den variablen Wert der Säureabgabe der Haut. Wir haben also, um den Fehler durch offenes Stehen an der Luft zu vermeiden die Natronlauge im Kontroll- und Untersuchungsgefäß mit flüssigem Paraffin überschichtet. Die Titration kann nun entweder direkt unter Paraffin abgeführt werden oder in einer mittels Pipette entnommenen Probe. Wir haben die letzte Anordnung gewählt, da wir so einen anderen Teil der Lösung zur Bestimmung der CO_2-Abgabe der

Säureabgabe der Haut gegen 12 ccm etwa 0,02 n Natronlauge unter Paraffinabschluß.

Nr.	Versuchs-dauer Min.	Kontrolltiter		Versuchstiter		Titerdifferenz in ccm 0,02 n HCl	Säureabgabe der Haut an 12 ccm NaOH mgH·
		NaOH ccm	HCl n/50 ccm	NaOH ccm	HCl n/50 ccm		
1	45	3	2,85	3	2,7	0,15	0,012
2	30	3	3,1	3	3,0	0,1	0,008
3	50	3	2,85	3	2,7	0,15	0,012
4	30	3	2,95	3	2,85	0,1	0,008
5	60	3	2,85	3	2,75	0,1	0,008
6	30	3	2,95	3	2,75	0,2	0,016
7	30	3	3,05	3	2,75	0,3	0,024
8	45	3	3	3	2,65	0,35	0,028
9	45	3	2,85	3	2,6	0,25	0,02
10	45	3	2,8	3	2,6	0,2	0,016
11	30	3	2,8	3	2,7	0,1	0,008
12	45	3	2,85	3	2,6	0,25	0,02
13	30	3	2,9	3	2,8	0,1	0,008
14	30	3	2,85	3	2,8	0,05	0,004
15	30	3	2,9	3	2,7	0,2	0,016
16	30	3	2,9	3	2,65	0,25	0,02
17	60	3	2,85	3	2,55	0,3	0,024
18	30	3	2,85	3	2,55	0,3	0,024
19	60	3	2,8	3	2,45	0,35	0,028
20	45	3	2,85	3	2,6	0,25	0,02
21	90	3	2,75	3	2,55	0,2	0,016

Haut (s. u.) verwenden konnten. Mit der Titration einer kleineren Menge wachsen nun auch die Fehlermöglichkeiten, doch wurde aus dem Kontrollgefäß auch nur dieselbe Menge zur Bestimmung des Kontrolltiters entnommen wie aus dem Hautversuch, nämlich 3 ccm einer Gesamtvorlage von 12 ccm etwa n/50 NaOH und diese 3 ccm gegen 0,02 n HCl mit Phenolphthalein titriert. Die neutralisierende Hautfläche beträgt auch in dieser Serie 6,16 qcm = Flächeninhalt der lichten Weite des auf die Haut gesetzten Glaszylinders, die Untersuchungsdauer ist 30—90 Min. Die Ausrechnung ist dieselbe wie oben bei der offenen Titration auf der Haut, nur braucht hier kein Luftfehler in Abzug gebracht zu werden. Die Neutralisationsleistung ist gleich der Titerdifferenz in Kubikzentimeter 0,02 n HCl von Versuch und Kontrolle für 3 ccm der Vorlage. Da diese im ganzen aber 12 ccm beträgt, muß der gefundene Wert vervierfacht werden und wird dann in mg H· wiedergegeben. Die tabellarische Zusammenstellung der Ergebnisse dieser Serie siehe S. 610.

Teilen wir nun die Werte der Säureabgabe nach der Dauer des Kontaktes der Natronlauge mit der Haut ein, so finden wir

Es ist also auch in der zweiten halben Stunde des Versuches bei der Zusammenfassung der Ergebnisse ein Ansteigen der Säureabgabe der Haut festzustellen. Die Säuremenge steigt aber nicht einfach proportional der Zeit, sondern sie ist prozentual geringer. Übertriebene Schlüsse dürfen allerdings aus dem relativ kleinen Material nicht gezogen werden. Sehr wesentlich ist folgende Beobachtung. Bei länger als 30 Min. ausgedehnten Versuchen tritt die Reizwirkung der n/50 NaOH auf die Haut bereits in Erscheinung. Sie wird zunächst auf der Untersuchungsstelle, dann auch

Säureabgabe der Haut in mg H· für 6,16 qcm Haut an 12 ccm etwa 0,02 n NaOH.

	In 30 Min.	In 45 Min. und mehr
	0,008	0,012
	0,008	0,012
	0,016	0,008
	0,024	0,028
	0,008	0,02
	0,008	0,016
	0,004	0,02
	0,016	0,024
	0,02	0,028
	0,024	0,02
		0,016
Summe	0,136	0,204
Mittelwert	0,0136	0,0185

in der Umgebung rot und schwillt etwas an. Der Gesamtdurchmesser der Rötung beträgt etwa 6 cm, der Rand ist unscharf begrenzt. Es handelt sich dabei um eine akute Entzündung mit leichtem Brennen. In diesem Stadium lösen sich bei einigen Personen die oberflächlichen Schichten der Haut in der Natronlauge auf und schwimmen beim Umrühren als kleine Fetzen in der Flüssigkeit. Oft wird die Schmerzhaftigkeit in der Hautpartie, die den Gläschenboden bildet, beim Berühren mit einem Glasstab als ziemlich erheblich angegeben. Über einen längeren Zeitraum als 1 Stunde wurden daher im Interesse der Patienten nach Feststellung dieser Tatsache die Untersuchungen nicht fortgesetzt. Die Rötung ist meist am nächsten Tage wieder verschwunden, zuweilen besteht dann eine feine Schuppung oder auch einige eingetrocknete Bläschen. Hier fällt sofort die Parallele mit den Untersuchungen von *Burckhardt* über die Reizwirkung verschiedener Zementsorten und Kalkmilch auf. Es handelt sich also wohl um eine Reizwirkung des Alkalis an sich.

Nun hat *Schade* das physikalisch-chemische Bild des Entzündungsvorganges wie folgt veranschaulicht:

Gewebe + entzündliches Agens

↓

starke entzündliche Stoffwechselsteigerung

↓

Hyperplethie des Gewebssaftes $\left\{\begin{array}{l} \text{Osmotische Hypertonie} \\ \text{H-Hyperionie} \\ \text{Hyperpoikilie} \\ \text{Hyperthermie.} \end{array}\right.$

Hyperplethie bezeichnet die Überfüllung des Gewebssaftes mit Salzen, H-Ionen, Stoffwechselprodukten und Wärme und ist eine Sammelbezeichnung. Mit der Zunahme der Wasserstoffionenkonzentration im Beginn der Entzündung wird auch die Fähigkeit zur Neutralisation in der Haut gegenüber der vorgelegten Natronlauge steigen. Dieser Frage wurde in der vorliegenden Arbeit aber nicht weiter nachgegangen. Es ist aber zu vermuten, daß unseren bei länger als etwa 30 Min. dauerndem Kontakt der Lauge mit der Haut gewonnenen Neutralisationswerten ein ganz anderer Mechanismus zugrunde liegt, als er in den ersten 10 Min. des Kontaktes vorhanden ist, worauf unten bei der CO_2-Abgabe der Haut noch besonders eingegangen wird. Auch die Feststellung *Burckhardts* von der rascheren Neutralisation über UV-Erythemen dürfte auf der stärker sauren Reaktion des entzündeten Gewebes beruhen. Hier werden noch weitere Untersuchungen nötig sein, die den Kurvenablauf der Säureabgabe besonders im Augenblick der eintretenden Entzündung berücksichtigen. Unsere Methode erscheint uns dazu besonders geeignet zu sein, da die als Entzündungsreiz wirkende Natronlauge gleichzeitig als Aufnahmereservoir für die Säureabgabe der Haut dient und diese zu bestimmen gestattet.

Zunächst interessiert uns nun noch der zeitliche Ablauf der Säureabgabe der Haut in den ersten 20 Min., in denen keine klinischen Zeichen einer entzündungserregenden Wirkung der Natronlauge vorhanden sind. Wir haben dabei die für die Erkenntnis von der Neutralisationsleistung der Haut äußerst wichtige Fragestellung mituntersucht, wie sich die Haut gegenüber niedrigeren Konzentrationen der vorgelegten NaOH verhält. Dabei ist unter Benutzung der direkten Titration auf der Haut insofern eine Beschränkung vorhanden, als man wegen der Eigenfarbe der Haut nicht beliebig weit mit der Konzentration der Vorlage heruntergehen kann. Durch Versuche haben wir uns davon überzeugt, daß bereits bei n/200, d. h. 0,005 n NaOH und Titration mit der gleich konzentrierten HCl der Entfärbungspunkt des Phenolphthaleins nicht genügend scharf erkennbar ist. Bei Benutzung der sonst gebrauchten Maß-HCl von 0,02 n waren die Titerdifferenzen, wie unten ersichtlich, zu gering. Auch höhere Konzentrationen als 0,02 n NaOH als Vorlage verboten sich wegen der rasch eintretenden Hautreizwirkung. Mit Hilfe der weiter unten dargestellten potentiometrischen Titration gelang es aber auch noch, das Neutralisationsphänomen gegenüber 0,005 n NaOH zu erfassen. Hier kann aus den erwähnten methodischen Gründen nur die Gegenüberstellung des Neutralisationsvermögens gegen 0,02 n und 0,01 n NaOH erfolgen. Für die Klärung des zeitlichen Ablaufes und der Konzentrationsabhängigkeit der Säureabgabe haben wir bei 5 Patienten die Zeitkurven für eine Vorlage von 0,02 n NaOH aufgenommen und bei 3 von ihnen auch gegen 0,01 n NaOH. Da zur Kenntnis des zeitlichen Ablaufes bei unserer Anordnung bei jedem Patienten 4 bis 5 Untersuchungen nebst den dazu gehörigen Kontrollen gehören, sind wir dadurch auch beim Vergleich der Konzentrationsabhängigkeit keinen Zufälligkeiten ausgesetzt, da aus der Reihe fallende Werte sofort in Erscheinung treten würden. Zufälligkeiten durch die natürliche Streuungsbreite der Säureabgabe an verschiedenen Stellen der Unterarmbeugeseiten schalten sich gleichfalls durch die Zahl der Untersuchungen bzw. die Mittelwertkurve aus. Der Gang der Untersuchung gestaltet sich demnach wie folgt:

Auf die Haut der Unterarmbeugeseite werden im Untersuchungsgefäß 5 ccm der NaOH gebracht und 3 Min. später (um genügend Zeit zur Titration zu haben) die in der Bürette folgenden 5 ccm in ein gleichweites Kontrollgläschen gefüllt. Nach derselben Zeit wird mit HCl unter Benutzung von Phenolphthalein titriert. Die Hautleistung ergibt sich aus der Titerdifferenz von Versuch und Kontrolle. Als Untersuchungszeiten haben wir die Reihe $1\frac{1}{4}$ Min. $\cdot 2^x$ (x = ganze Zahlen von 0—4) benutzt, wobei jedes Glied doppelt so groß wie das vorangehende ist, Gesetzmäßigkeiten also viel klarer als bei einer arithmetischen Reihe in Erscheinung treten müssen.

Da die Zunahme der Säureabgabe der Haut sowie ihre Konzentrationsabhängigkeit in kurvenmäßiger Darstellung viel klarer in Erscheinung tritt, verzichte ich auf eine Tabelle. Es wird auffallen, daß durch Zufall Patienten zur Untersuchung kamen, die eine verhältnismäßig hohe Neutralisationsleistung zeigten, der 10 Min.-Durchschnitt liegt in unserem allgemeinen oben zusammengestellten Material niedriger als in den Kurven, doch spielt diese Tatsache für die Gesetzmäßigkeiten keine Rolle.

Abb. 5 zeigt Zeit- und Konzentrationsabhängigkeit der Säureabgabe der Haut. Wenn man berücksichtigt, daß bei Titration mit 0,02 n HCl 0,1 ccm Titerdifferenz bereits 0,002 mg H$^{\cdot}$ ausmacht, darf man dem etwas unregelmäßigen Verlauf der Kurven infolge der fehlenden Möglichkeit einer differenzierten Ablesung als 0,05 ccm bei der Titration selbst keine Bedeutung beimessen. Unter Berücksichtigung dieser Einschränkung beweisen die Kurven jedenfalls deutlich, daß die Hautleistung gegenüber einer Vorlage mit halber Konzentration der Natronlauge (0,01 n) auch nur etwa halb so groß ist wie gegen 0,02 n. Die Hautleistung scheint auch in den ersten Minuten relativ größer zu sein als in den folgenden. Sowohl bei Vorlage von 0,02 wie 0,01 n NaOH verläuft nämlich der erste Teil der Kurve steiler als der folgende. Bisher können wir also aus den Untersuchungen dieses Abschnittes der Arbeit den Schluß ziehen, daß die Hautleistung gegenüber verschiedenen Konzentrationen der vorgelegten NaOH verschieden groß ist, und daß der halben Konzentration etwa die halbe Säureabgabe entspricht. Der steilere Verlauf im ersten Teil der Zeitkurve spricht dafür, daß zunächst präformierte saure Valenzen der Hautoberfläche, die das Substrat des Säuremantels der Haut im Sinne von *Marchionini* darstellen, zur Auflösung in der NaOH gelangen und erst später die CO_2-Abgabe und tiefere Schichten der Haut an dem Neutralisationsvermögen beteiligt sind. Auf die Beziehung der Hautleistung zur vorgelegten Konzentration wird nun mit Hilfe einer anderen Methode nochmals eingegangen.

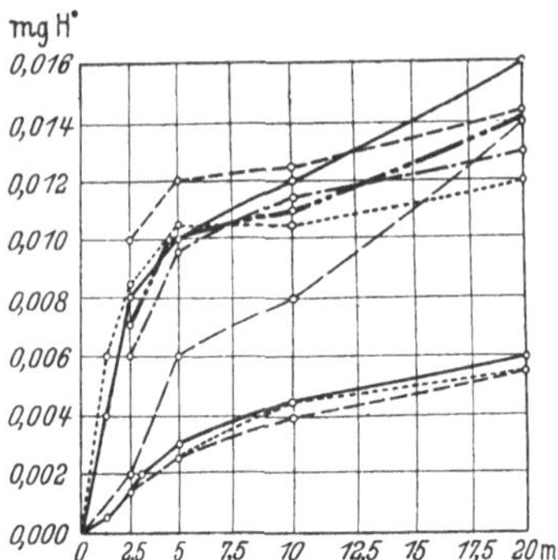

Abb. 5. Säureabgabe der Haut bei verschieden langer Untersuchungsdauer und verschiedener Konzentration der Vorlage. Oberes Kurvenbündel: vorgelegt 5 ccm etwa 0,02 n NaOH titriert mit 0,02 n HCl, ··—··· Mittelwert. Unteres Kurvenbündel: vorgelegt 5 ccm etwa 0,01 n NaOH titriert mit 0,01 n HCl.

Um uns zunächst von der Wahl eines bestimmten Indicators unabhängig zu machen, benutzen wir die potentiometrische Titration der vorher mit der Haut in Kontakt gebrachten NaOH. Bei dieser Methode handelt es sich um eine Titration unter p_H-Kontrolle. Nach jeder Zugabe einer kleinen Menge Maßlösung erfolgt in der Vorlage die p_H-Messung. Nach dem theoretischen Durchdenken des dabei ablaufenden Vorganges konnten wir erwarten, daß bei genügender Säureabgabe der Haut durch die verschiedenen Dissoziationskonstanten dieser Säuren eine Titrationskurve zustandekommen würde, die gebrochen verläuft. Solche Kurven sind für die Titration mehrerer Säuren nebeneinander bekannt. Da wir bei unseren Arbeiten auf die Chinhydronelektrode angewiesen waren, war die Richtung der Titration in Rücksicht auf die Genauigkeit der Elektrode vorgeschrieben, da sie bei mäßig alkalischer Reaktion (p_H etwa 9,0) nicht mehr genau arbeitet. Wir sind also bei der folgenden Versuchsserie so vorgegangen, daß wir die NaOH nach Kontakt mit der Haut sowie eine Kontrolle mit der gleichen Menge HCl angesäuert und aus dem nunmehr sauren Milieu mit Natronlauge titriert haben. Bei diesem Vorgehen tritt die CO_2-Abgabe der Haut nicht in Erscheinung, da CO_3'' bzw. HCO_3 durch den Zusatz der Salzsäure aus seinen Verbindungen verdrängt wird. Störend ist aber der Carbonatgehalt der Maß-NaOH und die CO_2-Bindung aus der Luft, sobald die Vorlage wieder bei der Titration alkalisch wird. Die Maß-NaOH muß also unbedingt auch schon während der Titrationsdauer durch einen Natronkalkturm geschützt werden, und die Titration hat mit möglichst für Kontrolle und Versuch gleichen Schritten und in gleichmäßig raschem Tempo zu erfolgen. Als Sicherheitsfaktor haben wir stets die Reihenfolge des Arbeitens eingeschaltet, nämlich den Versuch zuerst verarbeitet

und anschließend die Kontrolle, da dann ein evtl. Schwächerwerden der Maßlösung, d. h. ein größerer NaOH-Verbrauch die Kontrolle trifft, also die Säureabgabe der Haut auf keinen Fall eine Überschätzung erfährt. Zur Ausführung der potentiometrischen Titration benutzten wir folgende Anordnung:

In ein Becherglas tauchen

1. die Platinelektrode,

2. der Tonstift als Diaphragma zur gesättigten KCl-Lösung, die als Stromschlüssel zur Kalomelbezugselektrode dient.,

3. das Rührwerk,

4. ein Thermometer.

Abb. 6. Potentiometrische Titrationskurven. 7 ccm etwa 0,02 NaOH im Hautuntersuchungsgefäß bzw. im Kontrollgefäß mit Paraffin überschichtet, davon 5 ccm entnommen, 6 ccm 0,02 n HCl zugefügt, diese Vorlage mit etwa 0,02 n NaOH titriert.

Über dem Becherglas, das in einer Führung wie Motor und Elektroden am Stativ fixiert ist, befindet sich der Bürettenauslauf. Als Meßinstrument dient ein Schleifdrahtkompensator [1]. Die Temperaturkorrektion erfolgt mit Hilfe der dem Instrument beigegebenen Tafel. Da die Chinhydronelektrode von p_H 0—7,87 gegen die gesättigte Kalomelelektrode positiv ist, dann aber negativ wird, muß während der Titration umgepolt werden. In den nun folgenden Kurven ist jeder Kreis im Verlauf des Kurvenzuges eine p_H-Messung. Die Beschriftung der Kurven orientiert über Mengen und Konzentrationsverhältnisse von Vorlage und Maßlösung sowie Dauer des Kontaktes mit der Haut im Versuch. Daß alle entsprechenden Lösungen jedes Versuches und der zugehörigen Kontrolle identisch sind, und nur so verwertbare Resultate erhalten werden können, wird hervorgehoben.

Das erste Kurvenpaar (Abb. 6) zeigt deutlich den Unterschied von Kontrolle und Hautversuch. Die Kontrollkurve ist gewonnen durch Titration einer Vorlage von 5 ccm etwa 0,02 n NaOH $+$ 6 ccm 0,02 n

---

[1] „Pehavi" der Firma Hartmann & Braun, Frankfurt a. M.

HCl mit etwa 0,02 NaOH. Da das in der Vorlage beim Zueinander-
geben der Lösungen zunächst vorhandene NaCl ein völlig dissoziiertes
Neutralsalz ist und durch die 5 ccm NaOH 5 von den zugefügten 6 ccm
HCl gebunden sind, ist die resultierende Vorlage eine Säure mit 1 ccm
0,02 n HCl in einem Gesamtvolumen von 11 ccm und somit eine 0,02/11
= 0,0018 n HCl. Darin ist $[H^\cdot] = 1{,}8 \cdot 10^{-3}$,

$$p_H = -(\log 1{,}8 \cdot 10^{-3}),$$
$$= -\log 1{,}8 + 3,$$
$$= -0{,}255 + 3 \sim 2{,}75.$$

Der von uns bei 18^0 gemessene p_H-Wert betrug knapp 2,8 (die Skala
des Potentiometers ist nur in 0,1 unterteilt). Theoretischer und prak-
tischer Wert stimmen also sehr gut zusammen. Bei der Titration mit
0,02 n NaOH verlaufen nun die Anfangsteile von Versuchs- und Kontrollkurve ineinander. Die Hautversuchskurve ist in diesem Abschnitt
nicht mitgezeichnet, sondern erst von der Abzweigungsstelle an. Beide
Kurven beginnen nach Zugabe von etwa $^3/_4$ ccm Maßlösung rasch an-
zusteigen, d. h. der p_H-Wert ändert sich nun sprunghaft. In diesem
mittleren steil ansteigenden Teil fällt auf, daß die beiden Kurven nun
deutlich getrennt verlaufen, aber nicht parallel, sondern in einem Winkel.
Auf die Bedeutung dieses Winkels wird weiter unten eingegangen. Bei
etwa $p_H 8$ beginnt der Übergang in den dritten, wieder flach verlaufenden
Teil. Daß der ,,Sprung'' nicht höher ins alkalische Gebiet geht, liegt
daran, daß in die nunmehr alkalische Vorlage Luft-CO_2 hineintitriert
wird und daß die Meßgenauigkeit der Chinhydronelektrode bei $p_H 9$
nachläßt. Der Endpunkt der Kontrollkurve, d. h. der p_H-Wert nach
Zugabe von 5 ccm Maßlösung müßte theoretisch folgenden Wert haben:

Vorlage = 5 ccm etwa 0,02 n NaOH
+ 6 ,,   0,02 n HCl
Maßlösung = 5 ccm etwa 0,02 n NaOH.

Zusammen 16 ccm mit 4 ccm freier etwa 0,02 n NaOH
= 16 ccm etwa $4/16 \cdot 0{,}02 = 0{,}005$ n NaOH
darin $[OH'] = 5 \cdot 10^{-3}$

$$P_{OH} = -(\log 5 \cdot 10^{-3})$$
$$= -\log 5 + 3$$
$$= -0{,}699 + 3 \sim 2{,}3$$
$$p_H = 14 - 2{,}3 = 11{,}7.$$

Demgegenüber beträgt der gemessene Wert $p_H = 9{,}7$. Aus dem
rechten Teil der Kurven können also *keine* absoluten Schlüsse gezogen
werden. Da die Kurven der potentiometrischen Titration aber stets in
den einschlägigen Arbeiten bis ins alkalische Gebiet dargestellt sind,
folgen wir diesem Beispiel, nehmen aber zur Kenntnis, daß in unseren
Kurven oberhalb p_H 7 der Verlauf weit niedriger ist als dem theoretischen
Wert entspricht. Unsere Kurven sind an keiner Stelle idealisiert und
haben daher in der angegebenen Form bis p_H 7 für unsere Fragestellungen

volle Beweiskraft, während Schlüsse aus dem im alkalischen Gebiet verlaufenden Anteil nur insofern berechtigt sind, als der Fehler bei gleichmäßig raschem Arbeiten Kontrolle und Hautversuch in gleicher Weise betrifft. Folgerungen aus dem rechten Teil des Kurvenzuges haben aber wegen der erläuterten Fehler doch nur hypothetischen Wert und werden daher tunlichst unterbleiben. Aus Abb. 6 entnehmen wir zunächst nur, daß in der Kontrolle 0,825 ccm, nach einstündigem Haut-kontakt aber 1,075 ccm etwa 0,02 n NaOH nötig waren, um den Ansatz

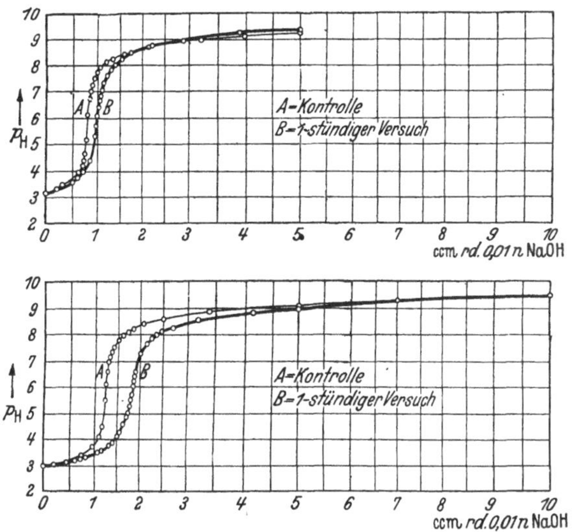

Abb. 7. Potentiometrische Titrationskurven zur Konzentrationsabhängigkeit der Säure-Abgabe der Haut. Oben: 7 ccm etwa 0,01 n NaOH im Hautuntersuchungsgefäß bzw. im Kontrollgefäß mit Paraffin überschichtet, davon 5 ccm entnommen, 6 ccm 0,01 n HCl zugefügt, diese Vorlage mit etwa 0,01 n NaOH titriert. Unten: 7 ccm etwa 0,02 n NaOH im Hautuntersuchungsgefäß bzw. im Kontrollgefäß mit Paraffin überschichtet, davon 5 ccm entnommen, 6 ccm 0,02 n HCl zugefügt, diese Vorlage mit etwa 0,01 n NaOH titriert.

auf p_H 7 zu bringen. Die Differenz beträgt also $1{,}075 - 0{,}825 = 0{,}25$ ccm. Die Säureabgabe der Haut, soweit sie in diesem p_H-Bereich erfaßt wird, betrug demnach an 5 ccm NaOH so viel, wie durch 0,25 ccm 0,02 n NaOH neutralisiert wird, d. h. $0{,}25 \cdot 0{,}02 = 0{,}005$ mg-Äquivalente $H^{\cdot}$ und an die insgesamt der Haut angebotenen 7 ccm NaOH 0,007 mg $H^{\cdot}$. In dieser Säuremenge ist CO_2 der Haut *nicht* miterfaßt, da CO_2 durch die HCl-Zugabe in der Gesamtvorlage verdrängt ist.

Ich komme nun zu den potentiometrischen Titrationsuntersuchungen über die Abhängigkeit des Neutralisationsvermögens der Haut von der vorgelegten NaOH-Konzentration. Die beiden Kurvenpaare in Abb. 7 zeigen das Ergebnis der potentiometrischen Titration mit derselben etwa 0,01 n NaOH, wenn der Haut zur Neutralisation 0,01 n (oberes Bild) bzw. 0,02 n NaOH (unteres Bild) angeboten wurde. Aus der seitlichen

Differenz zwischen Kontrolle und Versuch ergibt sich die Säureabgabe der Haut für jeden Fall und aus dem Vergleich dieser beiden Größen die Mehrabgabe bei höherer Konzentration der angebotenen NaOH. Bei Kontakt mit 0,01 n NaOH entspricht die Säureabgabe der Haut einer Menge H·, die durch 0,225, bei Vorlage einer 0,02 n NaOH derjenigen Säuremenge, die durch 0,65 ccm der etwa 0,01 Maß-NaOH neutralisiert wird. Die Haut hat also bei derselben Untersuchungsperson an die alkalische Vorlage mit der doppelten Konzentration die 2—3fache Säuremenge gegenüber der einfachen Konzentration abgegeben.

Wir haben diese Untersuchungen noch mit einer anderen Anordnung wiederholt, und zwar derart, daß HCl zum Ansäuern und Maß-NaOH in jedem Versuch von der gleichen Konzentration wie die alkalische Vorlage auf der Haut gewählt wurden. Bei derselben Versuchsperson wurden an benachbarten und korrespondierenden Stellen der Unterarmbeugeseiten je 7 ccm einer etwa 0,005, 0,01 und 0,02 n NaOH mit Paraffin überschichtet in die Hautuntersuchungsgefäße gegeben, die entsprechenden Kontrollen angesetzt und nach $^1/_2$ Stunde Kontakt mit der Haut in der üblichen Weise mit Hahnpipette und Saugball die 5 ccm zur Titration entnommen, mit 6 ccm HCl der zugehörigen Konzentration angesäuert und mit Maß-NaOH ebenfalls derselben Konzentration titriert. Das Ergebnis zeigt Abb. 8. Zuerst fällt beim Vergleich der 3 Kurvenpaare

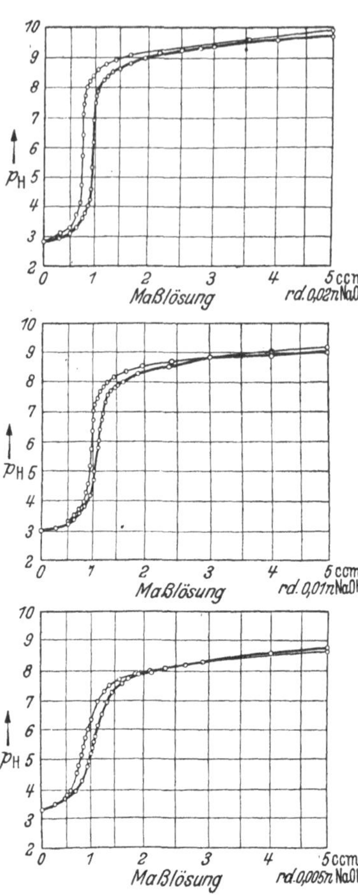

Abb. 8. Potentiometrische Titrationskurven zur Konzentrationsabhängigkeit der Säureabgabe der Haut. Auf der Haut stets 7 ccm NaOH der betreffenden Konzentration. Vorlage davon 5 ccm + 6 ccm HCl der jeweils zugehörigen Konzentration. Ebenso Kontrollen (linke Kurven). Oben: Vorlage und Maßlösung 0,02 n, Mitte: Vorlage und Maßlösung 0,01 n, unten: Vorlage und Maßlösung 0,005 n. Gleiche Titerdifferenzen!

auf, daß für die 3 Konzentrationen die Neigungswinkel der Kurven im Bereich des p_H-Sprunges und dessen Höhe verschieden sind. Der Grund dafür liegt in der Konzentration der Maßlösung. Deutlich geht diese Tatsache aus der Betrachtung der Kontrollkurven hervor. Im

Bereich des p_H-Sprunges mit seinem angenähert geradlinigen Verlauf wird der Anstieg von p_H 4 auf p_H 7 bei Benutzung der 0,02 n NaOH als Maßlösung durch 0,1 ccm, bei 0,01 n durch 0,2 und bei 0,005 n durch 0,4 ccm erreicht. Die Säureabgabe der Haut ist wieder durch den Mehrverbrauch von Maßlösung für den Hautversuch gegenüber der Kontrolle bestimmt. Bei p_H 7 beträgt der Mehrverbrauch in jedem Fall 0,2 ccm. Da aber zur Rücktitration der in 0,02 n NaOH aufgenommenen Säuremenge der Haut nach Ansäuern mit HCl auch 0,02 n NaOH, für 0,01 auch 0,01 und für 0,005 auch 0,005 n NaOH verwendet wurde, bedeutet derselbe Volumenverbrauch von 0,2 ccm der Maßlösungen, daß von der Haut

gegenüber 7 ccm etwa 0,02 n NaOH $0,2 \cdot 0,02 \cdot 7/5 = 0,0056$ mg H˙

gegenüber 7 ccm etwa 0,01 n NaOH $0,2 \cdot 0,01 \cdot 7/5 = 0,0028$ mg H˙

gegenüber 7 ccm etwa 0,005 n NaOH $0,2 \cdot 0,005 \cdot 7/5 = 0,0014$ mg H˙

in dem vorliegenden Fall in $^1/_2$ Stunde abgegeben sind.

Damit ist auch durch diesen Versuch bewiesen, daß die Säureabgabe der Haut von der Konzentration der zur Neutralisation angebotenen NaOH abhängig und dieser Konzentration innerhalb der von mir gewählten Größenordnung etwa, hier sogar genau, proportional ist.

Ich beabsichtigte mit Hilfe der potentiometrischen Titration weiterhin einen Einblick in die Art des von der Haut zur Neutralisation an Natronlauge abgegebenen Säuregemisches zu bekommen. Dazu mußte der Versuch gemacht werden, die von der Haut abgegebenen Säuren in möglichst konzentrierter Form zu bekommen. Als Vorlage gegenüber der Haut kam also, wie aus der umseitig bewiesenen Konzentrationsabhängigkeit des Neutralisationsvermögens hervorgeht, nur die 0,02 n NaOH in Frage. Wir haben bei einer Versuchsperson an verschiedenen Stellen beider Unterarmbeugeseiten je 2,2 ccm 0,02 n NaOH im Untersuchungsgefäß auf die Haut gebracht und $^1/_2$ Stunde einwirken lassen. Dann wurden die Proben zusammengegossen und von der Gesamtmenge 5 ccm mit 6 ccm 0,02 n HCl angesäuert. Dieser Ansatz und eine entsprechende Kontrolle wurden unter ständiger p_H-Messung mit 0,02 n NaOH titriert. Um zunächst einen Vergleich der Stärke der von der Haut gelieferten Säuren zu bekommen, haben wir eine zweite Kontrolle ebenfalls kurvenmäßig aufgenommen, die aber stärker, nämlich mit 7 ccm 0,02 n HCl angesäuert war. Die 3 Kurven sind in Abb. 9 oben dargestellt. Betrachten wir zunächst die beiden Kontrollkurven A und C, so zeigt sich, daß die Kurve C mit stärker angesäuerter Vorlage tiefer angesetzt und später in den p_H-Sprung übergeht als die Kurve A. Der Verlauf beider Kurven im Bereich des p_H-Sprunges ist parallel. Die Kurve der Vorlage, deren NaOH mit der Haut in Kontakt war, verläuft dagegen auffällig flacher, folgt im Beginn der Titration der Kontrollkurve A mit dem gleichen HCl-Zusatz, zweigt dann in einem deutlichen Winkel von ihr ab, um schließlich nach einem flachen Anstieg in die Kontrollkurve C überzugehen. Dem Verlauf im alkalischen Bereich messen wir nach den früheren Erörterungen keine größere Bedeutung bei. Um den Neigungswinkel der beiden Kurven A und B darzustellen, sind neben ihnen zwei rechtwinkelige Dreiecke eingezeichnet, deren Hypothenusen den entsprechenden Kurven parallel laufen. Der eingezeichnete Winkel α

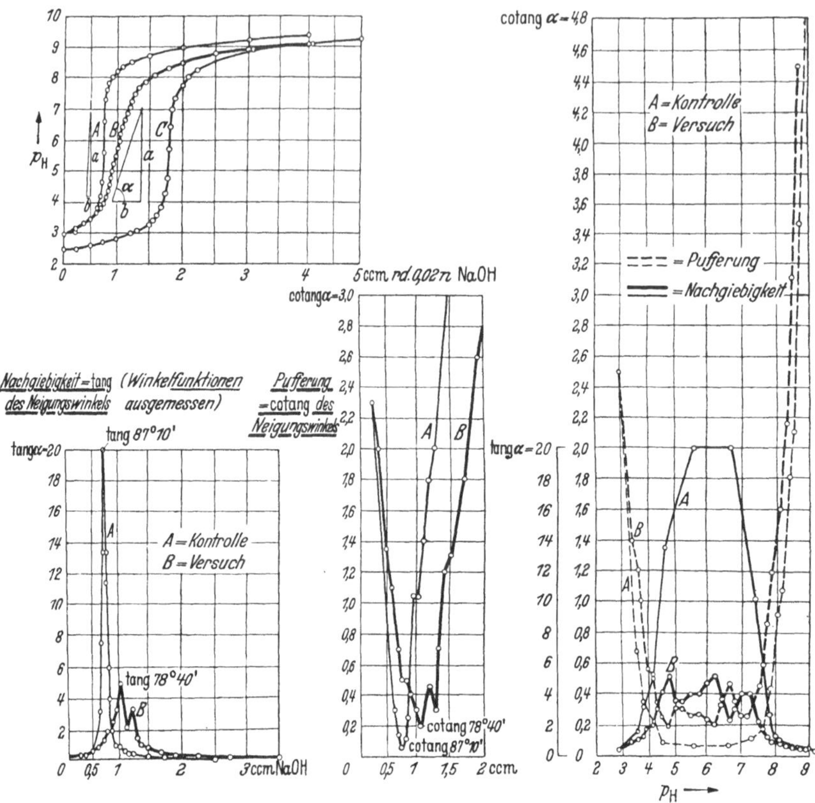

Abb. 9. Links oben: Potentiometrische Titrationskurven. *A:* Kontrolle, 5 ccm etwa 0,02 n NaOH + 6 ccm 0,02 n HCl. *B:* Versuch, 5 ccm von 4 × 2,2 ccm etwa 0,02 n NaOH, je 2,2 ccm ¹/₂ Stunde in Kontakt mit einer anderen Hautstelle + 6 ccm 0,02 n HCl. *C:* Kontrolle, 5 ccm etwa 0,02 n NaOH + 7 ccm 0,02 n HCl. Maßlösung dieselbe etwa 0,02 n NaOH! Die anderen Kurven sind aus *A* und *B* abgeleitet. Links unten Nachgiebigkeit, Mitte Pufferung, beide in Abhängigkeit von der bei der Titration zugefügten NaOH-Menge, rechts in Abhängigkeit von den jeweils erreichten pH-Werten.

stellt den Neigungswinkel der Kurven dar. Der tangens dieses Winkels ist durch das Verhältnis der Katheten *a/b* und sein cotangens *b/a* gegeben. Für die Kurven haben diese Winkelfunktionen folgende Bedeutung: Der Neigungswinkel zeigt, in welcher Weise sich pH in der Vorlage beim Zusatz von NaOH ändert. Verläuft die Kurve steil, so hat also im Verhältnis zum NaOH-Zusatz pH stark zugenommen, die Vorlage ist also gegenüber Alkalizugabe nachgiebig und desto nachgiebiger, je stärker sich pH im Verhältnis zum NaOH-Zusatz ändert. Die Kathete *a* stellt die p_H-Änderung, b den NaOH-Zusatz dar. Das Verhältnis $a/b = \tang \alpha$ ist also ein Maß für die *Nachgiebigkeit* der Vorlage bei der Titration. Diese ist demnach im flachen Anfangs- und Endteil der Kurven gering und im steilen mittleren Verlauf groß. Je größer aber die Nachgiebigkeit eines Systems ist, desto kleiner ist seine Pufferung, die als Beharrungsvermögen bei einem bestimmten p_H aufzufassen ist. Die Pufferung wird demnach, geometrisch gesehen, gemessen als der reziproke Wert des tang des Neigungswinkels, d. h. als sein cotangens. Der cotangens des Neigungswinkels der potentiometrischen Titrationskurve ist in jedem Punkt das Maß für die Pufferung der Vorlage nach Zugabe einer bestimmten NaOH-Menge. Ebenso kann natürlich der Neigungswinkel der Kurven nicht für eine zugefügte Menge betrachtet werden, sondern für den erreichten p_H-Wert. Die Frage lautet dann: wie verhält sich die Nachgiebigkeit bzw. Pufferung eines Systems bei einem in ihm durch Laugen- (bzw. Säure-) Zusatz erzeugten p_H-Wert. Der tangens des Neigungswinkels der Kurven ist identisch mit den Differentialquotienten

$$\frac{d\,p_H}{d\,\text{Laugenzusatz}} = \frac{d\,p_H}{d\,L} = f' \text{ der Funktion } p_H = f\,L.$$

$p_H = f\,L$ ist in den Kurven A, B und C graphisch dargestellt. Die abgeleiteten Funktionen sind die übrigen Kurven von Abb. 9. Bei dieser Darstellung der Nachgiebigkeit bzw. Pufferung habe ich nun nicht $d\,p_H/d\,L$ aufgetragen, sondern der Einfachheit halber den Differenzenquotienten durch die Kurvensekante gegeben. Der Fehler, der im Unterschied von Sekante und Tangente liegt, spielt in diesem Fall keine Rolle. Er gibt aber die Erklärung für die Unstetigkeit der abgeleiteten Kurven für die Nachgiebigkeit und Pufferung, die eigentlich f' der Kurven A und B wiedergeben sollten. Ich habe daher die Punkte der aus dem Differenzenquotienten gewonnenen Werte auch nicht durch sinngemäße Kurvenzüge, sondern durch Gerade verbunden.

Betrachten wir nun die Nachgiebigkeitskurven (links unten Abb. 9) von Hautversuch und Kontrolle, so zeigt sich, daß die nur NaCl und HCl enthaltende Kontrollvorlage sehr rasch bei NaOH-Zugabe ihre Nachgiebigkeit ändert, daß sie in einem steilen Anstieg für tang α den Wert 20 erreicht, der einen Neigungswinkel $\alpha = 87^0\,10'$ entspricht, und daß nach einer Zugabe von wenigen Tropfen NaOH die Nachgiebigkeit wieder steil abfällt. Vergleicht man damit die Kurve des Hautversuches, so wird nur langsam ein viel niedrigeres Maximum der Nachgiebigkeit mit tang $\alpha = 5$; $\alpha = 78^0\,40'$ erreicht. Die Nachgiebigkeit zeigt nach vorübergehendem Fallen ein zweites Maximum mit tang $\alpha = 2{,}6$; $\alpha = 69^0$, um dann allmählich wieder zu sinken und der Nachgiebigkeit der Kontrolle nahe zu kommen. Die untere mittlere Kurve zeigt die Pufferung. Bei der Kontrolle sinkt sie durch Zusatz der Maßlösung sehr schnell auf ein Minimum, das tiefer liegt, als in dem Hautversuch und nach weniger NaOH-Zusatz erreicht wird. Die Versuchskurve zeigt entsprechend den 2 Maxima in der Nachgiebigkeit 2 Minima in der Pufferung. Das Pufferungsminimum in der Kontrolle verhält sich zu dem des Hautversuches wie 0,05 : 0,2 = cotang 87⁰ 10′ : cotang 78⁰ 40′. Kontrolle und Versuch unterscheiden sich also sowohl in der Nachgiebigkeits- wie der dazu reziproken Pufferungskurve in Abhängigkeit von der bei der Titration zugegebenen NaOH durch die Höhe der Maxima bzw. Minima und deren Lage bei verschieden großer Zugabe von Maßlösung. Aber auch die Art, wie diese Maxima der Nachgiebigkeit bzw. Minima der Pufferung erreicht werden, ist verschieden. Die größere Steilheit des Kurvenzuges für die Kontrolle fällt besonders in der Nachgiebigkeitskurve auf.

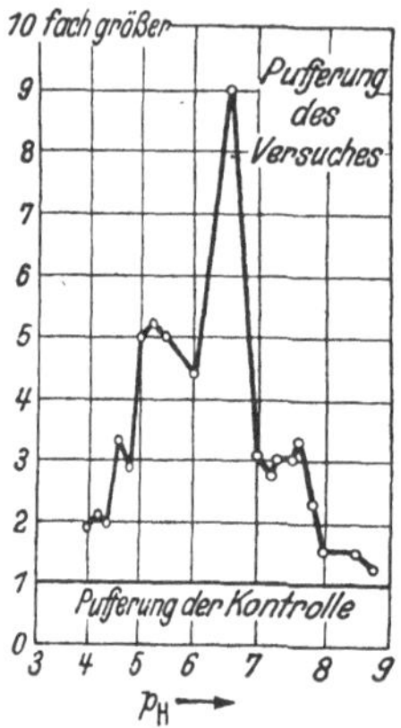

Abb. 10. Pufferung durch Säuren der Haut im Verhältnis zur Normalpufferung der Kontrolle bei jedem p_H = 1 gesetzt.

Zudem hat die Hautuntersuchungskurve in der ursprünglichen Form (B) mehrere Wendepunkte, denen in der abgeleiteten Kurve Maxima oder Minima entsprechen. Im rechten Teil von Abb. 9 ist die Abhängigkeit der Pufferung bzw. der Nachgiebigkeit vom p_H dargestellt. Auch hier fällt zunächst allgemein der Unterschied zwischen Versuch und Kontrolle auf, sowie der unregelmäßigere Verlauf der Hautversuchskurve im Bereich der Minimalwerte der Pufferung. Die Kontrollkurven umfassen die Versuchskurven, das bedeutet, daß die Pufferung des Hautversuches an jeder entsprechenden Stelle des Bereiches $p_H > 3,0$ bis $< 8,75$ größer ist als in der Kontrolle. Das Größenverhältnis der Pufferung zwischen der für unseren Fall als Normale anzusehenden potentiometrischen Titrationskurve von 5 ccm etwa 0,02 n NaOH + 6 ccm 0,02 n HCl mit etwa 0,02 n NaOH und der Hautversuchskurve wechselt aber. Nennen wir die Normalpufferung für jeden p_H-Wert y und die durch den Kontakt mit der Haut zustandegekommene Pufferung v, so sagt der Quotient v/y aus, wievielfach stärker bei jedem p_H-Wert die Pufferung des Hautversuches gegenüber der Normalpufferung ist. Die nachfolgende Abb. 10 zeigt die Pufferung durch die Säureabgabe der Haut bei verschiedenen p_H-Werten im Verlauf der potentiometrischen Titration, wenn die „Normalpufferung" der Kontrolle für jeden p_H-Wert = 1 gesetzt wird (Abb. 10). Aus der Kurve geht hervor, daß von der Haut an die ihr vorgelegte Natronlauge Säuren abgegeben werden, die zusammen mit ihren Na-Salzen ein Puffersystem für den Bereich von etwa p_H 4 bis p_H 8 bilden. Am stärksten ist die Pufferung gegenüber der Normalpufferung der Kontrolle bei p_H 6,5 (9fach), etwas niedriger bei p_H 5,25 (5fach), und wieder geringer, aber immer noch etwa 3fach größer als in der entsprechenden Stelle der Kontrollkurve bei p_H 4,6 und 7,6. Es liegt in der Natur unseres Vorgehens bei der Ableitung dieser Kurve, daß sich die Werte so sprunghaft ändern; in Wirklichkeit dürfte sie ausgeglichener verlaufen. Es scheint aber aus der Zeichnung hervorzugehen, daß mehrere Puffer an dem Zustandekommen des Effektes beteiligt sind, denen die Maxima entsprechen. Es ist nunmehr interessant, den Versuch zu machen, aus unserem Material etwas über die Stärke der von der Haut an die Natronlauge abgegebenen Säuren auszusagen. Daß sie starke Säuren sind, die völlig dissoziiert wären, ist schon aus dem Bild der Ausgangskurven A, B und C nicht anzunehmen, da eine geringe Mehrzugabe von HCl in der Vorlage sich bereits im niedrigeren Anfangs-p_H zeigt (s. Kurvenbeginn A und C, Abb. 9). Es müssen also Säuren mittlerer oder geringerer Stärke sein. Die Stärke einer Säure ist aber bestimmt durch ihre Dissoziationskonstante $k = \dfrac{[S'] \cdot [H^{\cdot}]}{[SH]}$

[$H^{\cdot}$] in reiner wässeriger Lösung ist abhängig von k und der Gesamtkonzentration der Säure. Bei geringer elektrolytischer Dissoziation ist die Konzentration der undissoziierten Moleküle [SH] der Gesamtkonzentration [A] gleichzusetzen. [$H^{\cdot}$] ist in wässeriger Lösung gleich [S']. Demnach ergibt sich die Näherungsformel

$$\frac{[H^{\cdot}] \cdot [H^{\cdot}]}{[A]} = k; \quad k = \frac{[H^{\cdot}]^2}{[A]} = \frac{10^{-2p_H}}{[A]}.$$

Der Anfangsteil der beiden Titrationskurven zeigt nun, wie schon angedeutet, daß die Dissoziationskonstante der von der Haut abgegebenen Säuren von der starken HCl unterdrückt wird. Sie tritt erst nach Bindung der gesamten HCl zu NaCl in Erscheinung. NaCl ist dann in einer Konzentration von $\sim 0{,}01$ n vorhanden neben den noch freien Säuren niederer Dissoziationskonstante. Die Beeinflussung durch die Neutralsalzlösung in der Konzentration von 0,01 n können wir vernachlässigen. Die Titerdifferenz im Neutralpunkt beträgt zwischen Kurve A und B etwa 0,5 ccm 0,02 n NaOH. Für das bis dahin erreichte Gesamtvolumen in der Vorlage (12,25 ccm) beträgt die Konzentration der nunmehr zu Natriumsalzen gebundenen Säuren der Haut $\dfrac{0{,}5 \cdot 0{,}02}{12{,}25}$ n $\sim 0{,}00082$ n und die Säurekonzentration vor Zugabe der zum Erreichen des Neutralpunktes nötigen 0,5 ccm NaOH 0,01/11,75 $\sim 0{,}00085$ n. Nach der Neutralisation der HCl liegt also (nach der Neutralkapazität berechnet!) eine etwa 0,00085 n Hautsäurenlösung in 0,01 n NaCl vor. Nach $k = 10^{-2p_H}/[A]$ ergibt sich für [A] $= 0{,}00085$ n und $p_H = 3{,}8$

$$k = \frac{10^{-7,6}}{8{,}5 \cdot 10^{-4}} = \frac{1 \cdot 10^{-3,6}}{8{,}5}$$

$$k \sim 2{,}95 \cdot 10^{-5}.$$

Aus der unregelmäßigen Kurvenform des Hautversuches, die in den abgeleiteten Kurven für die Pufferung und die Nachgiebigkeit und in der Vergleichskurve mit der Normalpufferung einer Kontrolle deutlich zum Ausdruck kommt, ist zu vermuten, daß neben der obigen nur als Beispiel für die Art des Vorgehens errechneten Dissoziationskonstante einer Säure noch andere Säuren vorhanden sind. Etwas Genaueres darüber auszusagen ist bei meinem Versuche nicht möglich. In dem Gemisch dürften Säuren sein, deren Größenordnung bis mindestens $k = 10^{-7}$ herunterreicht. Genaueres darüber können nur weitere Untersuchungen ergeben, ebenso wieweit amphotere Elektrolyte mit ihren sauren Valenzen beteiligt sind.

Die potentiometrische Titration einer mit der Haut in Kontakt gebrachten, nachträglich mit HCl angesäuerten NaOH hat ergeben, daß die Säureabgabe der Haut von der ihr vorgelegten Laugenkonzentration abhängig ist, daß die Haut an die weniger konzentrierte Vorlage weniger Säureäquivalente abgibt, und zwar innerhalb der von mir gewählten Größenordnung etwa porportional zur vorgelegten Konzentration. Diese Säuren sind in einer Gesamtkonzentration von 0,00085 n gegen NaOH deutliche Puffer mit einem Maximum bei etwa p_H 6,5 im Vergleich mit der als Normalpufferung angesehenen $= 1$ gesetzten Kontrolle. Der Bereich ihrer Pufferwirkung ist etwa p_H 4 bis p_H 8. Eine als Beispiel ausgerechnete Dissoziationskonstante ergab $k = 2{,}95 \cdot 10^{-5}$. Weitere Differenzierung des Gemisches ist wegen der zu geringen Einzelkonzentrationen bei unseren Versuchen nicht möglich. Eine zusammenfassende Darstellung der Ergebnisse des bisherigen Teils der Arbeit erfolgt später.

Nach dem Abschnitt über die Säureabgabe bzw. das Alkalibindungsvermögen der Haut, gemessen an dem Absinken des Titers einer auf die Haut gebrachten Natronlauge komme ich nun zum zweiten Teil, nämlich der Abgabe des CO_2 durch die Haut, bestimmt auf einer kleinen Hautfläche. CO_2 ist nämlich von dem ersten Autor, der sich systematisch mit dem Neutralisationsvermögen der Haut beschäftigt hat, *Burckhardt,* für diese Leistung der Haut verantwortlich gemacht worden. Zunächst sei kurz dargestellt, welche Methoden bisher zur Bestimmung der CO_2-Abgabe der Haut benutzt wurden, und wie groß die damit gewonnenen Werte sind. Die Übersicht ist schon deswegen nötig, damit eine Vergleichsmöglichkeit mit meinen Ergebnissen besteht und die Richtigkeit der Werte zunächst wenigstens nach der Größenordnung überprüft werden kann. Die Daten stammen zum Teil aus der älteren Literatur und sind unter anderem in der Arbeit von *Fubini* und *Ronchi* [1] zusammengestellt.

Von *Abernethy, Scharling* (zit. nach *Reinhardt*), *Gerlach, Reinhardt, Aubert, Roehrig, Fubini* und *Ronchi, v. Willebrand* wurde über luftdicht abgeschlossenen Bezirken der Haut, meist der ganzen Körperoberfläche mit Ausnahme des Kopfes, der CO_2-Zuwachs des umgebenden Luftmantels bestimmt. Bei Zugrundelegung der von den Autoren (allerdings nur selten) angegebenen Größe des perspirierenden Bezirkes oder nach

---

[1] *Fubini* u. *Ronchi: Moleschott,* Naturlehre, Bd. 12, S. 27 (1882).

Fubini und *Ronchi* für die gesamte Hautoberfläche 16000 qcm ergeben sich unter Berücksichtigung der Versuchsdauer folgende Rückrechnungswerte.

In der Größenordnung stimmen alle diese Werte bis auf den von *Reinhardt* zusammen. Die relativ große Schwankungsbreite dürfte auf Unterschieden der Methodik, der untersuchten Personen sowie der verschiedenen Temperatur beruhen und vor allem auf der rein willkürlichen Annahme einer einheithchen Größe der Hautoberfläche für alle Versuche. Mein Ziel war, eine Methode zu schaffen, mit der man möglichst

Auf 1 qcm und 1 Stunde reduzierte CO_2-Ausscheidungswerte der Haut nach Literaturangaben.

	mg CO_2 pro 1 qcm Haut in 1 Stunde:
Abernethy	0,036
Scharling	0,083
Gerlach	0,022
Reinhardt	0,006
Aubert	0,01
Röhrig	0,036
Fubini und *Ronchi* . .	0,018
v. Willebrand	0,013

in *einem* Versuchsgang oder doch wenigstens unter ganz gleichartigen Bedingungen Gesamtsäureabgabe der Haut und CO_2-Abgabe bestimmen kann. Dazu ist es, wie in meiner Methode zur Bestimmung des Neutralisationsvermögens beschrieben, nötig, daß man eine Lauge zur Neutralisation anbietet. In einem Teil der Lauge kann durch Titration der Gesamtsäurezuwachs, in einem anderen der CO_2-Zuwachs durch Kontakt mit der Haut bestimmt werden. Zur Bestimmung des CO_2-Zuwachses haben wir den manometrischen Apparat nach *van Slyke* in einer von *H. Fuchs* verbesserten Form benutzt. Diese Apparatur hat den Vorteil zweier gleichartiger Gaskammern zur Ausführung von Doppelanalysen und besitzt statt Gummi- Plexiglasverbindungen. Das Prinzip der CO_2-Bestimmung in dem *van Slyke*-Apparat in seiner manometrischen Modifikation ist folgendes. Aus der alkalischen Untersuchungsflüssigkeit wird durch Milchsäure CO_2 in Freiheit gesetzt, der Druck (p^1) wird abgelesen, nachdem die Gasmenge auf ein konstantes Volumen gebracht ist. Dann wird CO_2 wieder mit einer starken NaOH gebunden, das Gas auf das konstante Volumen gebracht und der zweite Druck (p^2) abgelesen. $p^1 - p^2$ abzüglich einer Konstanten (Druckerhöhung allein durch das Volumen der eingebrachten NaOH) ist gleich dem Druckanteil des in dem Gasgemisch vorhanden gewesenen CO_2.

Nach *van Slyke* und *J. Sendroy* jr. kommen zu den Gasgesetzen für den Vorgang im manometrischen Apparat Faktoren für die Quecksilber-Temperaturkorrektion und für das unextrahierte sowie reabsorbierte Gas, so daß sich folgende Formel ergibt:

$$v_{0^\circ 760} = p \frac{i \cdot a}{760\,(1 + 0{,}00384\,t)} \cdot \left(1 + \frac{S}{A - S}\,\alpha'\right).$$

Es bedeuten:

$v_{0^\circ 760}$ Gasvolumen aus der analysierten Lösung reduziert auf 0° und 760 mm Hg;

p abgelesener Druck des auf konstantes Volumen gebrachten, aus der Flüssigkeit in Freiheit gesetzten Gases;

i Korrektionsfaktor für die Reabsorption;

a Volumen des Gases nach Extraktion und Heben des Quecksilberspiegels als Voraussetzung für p;

t Temperatur in °C;

S Totalvolumen der Lösung, aus der das Gas extrahiert wird;

A Volumen der Kammer, von Gas und Flüssigkeit während der Extraktion eingenommen;

α' Faktor für die Lösung von Gasen in Flüssigkeiten, die dem Partialdruck des Gases über der Flüssigkeit proportional ist (*Henry*sches Gesetz). $\alpha' = \alpha \cdot T/273$, wobei α der *Bunsen*sche Absorptionskoeffizient und T die absolute Temperatur ist.

Die Größen sind in unseren Versuchen immer:

Menge der untersuchten Lösung . . . . Probe $= 2$ ccm
Gesamtflüssigkeitsvolumen . . . . S $= 3,5$,,
Kammervolumen bei der Extraktion. . . . . A $= 50$,,
Gasvolumen nach Heben des Flüssigkeitsspiegels . . a $= 2$,,
Korrektionsfaktor für die reabsorbierte Gasmenge. . i $= 1,017$,,
Temperatur im Apparat beim Versuch . . . . . . t

Von *van Slyke* und *Sendroy* sind nun Tabellen zusammengestellt die für die Kombination der obigen Werte Faktoren enthalten, die durch Multiplikation mit (p) CO_2 in Millimol. oder Milligramm ergeben.

Gang der CO_2-Bestimmung in der als Aufnahmemedium dienenden NaOH. Benötigte Lösungen: 1. etwa n/50 NaOH, 2. n Milchsäure, 3. 5 n NaOH.

Auf der Beugeseite des Unterarmes wird das in der Methode zur Säureabgabebestimmung der Haut beschriebene Untersuchungsgefäß befestigt. Aus einer Bürette werden 12 ccm etwa n/50 NaOH in das Gefäß gegeben und sofort mit flüssigem Paraffin überschichtet. Unmittelbar anschließend werden die nächsten 12 ccm in ein Kontrollgläschen gefüllt und ebenfalls mit Paraffin überschichtet. Von der Versuchs- und Kontroll-NaOH werden in bestimmten Zeiten Proben entnommen und auf ihren Gehalt an CO_2 untersucht. Die Entnahme erfolgt mittels Pipette durch die Paraffinschicht hindurch. Die entnommene Menge von 2 ccm wird sofort verarbeitet. Die grundsätzliche Methodik des Arbeitens mit dem manometrischen *van Slyke*-Apparat ist in dem einschlägigen Schrifttum nachzulesen. Beispiel der Ausrechnung:

Probe $= 2$ ccm.

$p_1 - p_2$ — konst. $= p_{CO_2} = 12$ mm.

Temperatur im Apparat $t = 24°$.

$S = 1,0$ ccm n Milchsäure $+ 2$ ccm Probe $+ 0,5$ ccm 5 n NaOH
      $= 3,5$,,

$a = 2$,,

Faktor zur Multiplikation für mg CO_2 und $24°$ in der Probe (Tabelle) $= 0,005153$.

mg CO_2 in der Probe $= p_{CO_2} \cdot$ Tabellenfaktor $= 12 \cdot 0,005153$
$= 0,061836$ mg CO_2.
2 ccm Untersuchungsflüssigkeit enthielten also 0,061836 mg CO_2.
44 mg CO_2 $= 1$ mM CO_2.
1 ,, ,, $= 1/44$,, ,,
0,061836 mg CO_2 $= 1/44 \cdot 0,061836 = 0,0014054$ mM CO_2.

Bei Benutzung der zweiten Tabelle (Millimol. CO_2 pro Liter) ergibt sich:

Faktor für Millimol. pro Liter und 24^0 . . . . . . $= 0,1171$.
Faktor für Millimol. CO_2 in der untersuchten Probe
und 24^0 . . . . $= 0,1171/1000$.
p_{CO_2} . . . . 12 mm.
Millimol. CO_2 in der Probe . . . . 0,1171/1000 $\cdot$ 12 mM CO_2
$= 0,0014052$ mM CO_2.

Da die Gesamtmenge der Natronlauge in Kontrolle und Versuch 12 ccm beträgt, davon aber nur 2 ccm verarbeitet wurden (= Probe), muß deren CO_2-Gehalt mit 6 multipliziert werden. In meinem Beispiel enthalten also 12 ccm NaOH $6 \cdot 0,061836 = 0,371016$ mg CO_2 oder $0,0014054 \cdot 6 = 0,0084324$ mM CO_2.

Bei der Bestimmung der CO_2-Abgabe der Haut ist die Anstellung von Vorversuchen nötig. In den Kontrollen für die Gesamtsäureabgabe habe ich gezeigt, daß das Stehenlassen an der Luft in einer etwa n/50 NaOH zu einem Absinken des Titers gegen n/50 HCl führt infolge der Lösung von CO_2 in Wasser und der chemischen Umsetzung der H_2CO_3 mit NaOH.

Für den Anteil des CO_2 an der Gesamtsäureabgabe bei Titration ist es wichtig zu wissen, durch welche Titerdifferenz gegen HCl sich ein bestimmter CO_2-Zuwachs in NaOH bemerkbar macht. Die Fragestellung ist dabei, ob das entstehende Na_2CO_3 bei der Titration mit dem Indikator Phenolphthalein quantitativ erfaßt wird. Ich bin zur Klärung dieser Frage so vorgegangen, daß ich gegenüber einer Paraffin-über-schichteten Kontrolle von 12 ccm etwa 0,02 n NaOH, deren Titer und CO_2-Gehalt die O-Werte der Reihe darstellen, dieselbe NaOH-Menge aus derselben Bürettenfüllung in gleichweiten Gläschen offen an der Luft stehen ließ und nach 30 bzw. 60 Min. Titerdifferenz und CO_2 bestimmte. Für den Titer wurden aus Kontrolle und offenen Gläschen je 5 ccm NaOH mit derselben 5 ccm-Hahnpipette entnommen und bei Phenolphthalein mit derselben 0,02 n HCl titriert. Zur direkten CO_2-Analyse wurden gleichzeitig mit derselben 2 ccm-Hahnpipette die Proben entnommen und im *van Slyke*-Apparat untersucht. Beim Vergleich von Titerdifferenz und CO_2-Zuwachs ist zu überlegen, daß der Carbonatbildung in NaOH die Lösung des CO_2 in Wasser vorausgeht:

1. $H_2O + CO_2 \rightleftarrows H_2CO_3$.
2. $H_2CO_3 + 2 \, NaOH \rightleftarrows Na_2CO_3 + 2 \, H_2O$.

1 Mol. CO_2 wird also zu 1 Mol. Na_2CO_3 gebunden. Einem Zuwachs von 0,01 Millimol. CO_2 müßte demnach ein Zuwachs von 0,02 mg-Äqui-valenten H$^\cdot$ bei der Titration entsprechen, falls CO_2 wirklich als Carbonat

erfaßt wird. Bei Verwendung einer 0,02 n HCl (0,02 mg H$\cdot$ in 1 ccm) würde ein solcher CO_2-Zuwachs also gerade einen Wenigerverbrauch von 1 ccm Maßlösung für Versuch gegenüber Kontrolle bedingen. Die folgende Tabelle bringt den Vergleich:

Titerdifferenz und CO_2-Zuwachs für 12 ccm etwa 0,02 n NaOH bei offenem Stehen an der Luft (Oberfläche 6,16 qcm). Titer in 5 ccm mit Phenolphthalein, CO_2 in 2 ccm mit *van Slyke*-Apparat bestimmt.

	Titrimetrischer Zuwachs			CO_2-Zuwachs		
	Titer		mg H$\cdot$ für 12 ccm	$p_1 - p_2$ für 2 ccm mm	C^0	Millimol für 12 ccm
	NaOH ccm	0,02 n HCl ccm				
Kontrolle 0 Min.	5	4,8		14,7	25	
Versuch 30 ,,	5	4,5	0,0144	33,8	25	0,01335
Versuch 60 ,,	5	4,35	0,0216	48,8	25	0,02385
Kontrolle 0 Min.	5	4,7		11,0	24	
Versuch 30 ,,	5	4,45	0,012	26,6	24	0,01096
Versuch -60 ,,	5	4,2	0,024	42,4	24	0,02206
Kontrolle 0 Min.	5	5,05		9,7	24	
Versuch 30 ,,	5	4,8	0,012	28,3	24	0,01307
Versuch 60 ,,	5	4,5	0,0264	48,9	24	0,02755

Die vorstehenden Untersuchungen zeigen deutlich, daß der Millimol.-Zuwachs angenähert zahlengleich mit dem Milligramm H$\cdot$-Zuwachs ist, daß also das in der Natronlauge entstandene Carbonat und damit CO_2 bei der Titration mit Phenolphthalein als Bicarbonat erfaßt wird. Theoretisch findet mein Ergebnis seine Erklärung in den Dissoziationskanten für die beiden Stufen von H_2CO_3 (nach *Michaelis*, Wasserstoffionenkonzentration)

1. Stufe $H_2CO_3 \rightleftharpoons H\cdot + HCO_3'$ $k_1 = 3,3 \cdot 10^{-7}$.
2. Stufe $(HCO_3) \rightleftharpoons H\cdot + CO_3''$ $k_2 = 6 \cdot 10^{-11}$.

Nach *Thiel* und *Strohecker* (zit. nach *Misslowitzer*) ist $k^1 = 7,4 \cdot 10^{-4}$, während die oben angegebene k_1 die scheinbare Dissoziationskante ist. Bei Benutzung von Phenolphthalein als Indicator endet die Titration noch im alkalischen Gebiet, in dem $NaHCO_3$ existenzfähig ist, das dann die Titerdifferenz bedingt, während bei Benutzung eines im sauren Gebiet umschlagenden Indicators das gesamte CO_2 durch HCl aus seinen Bindungen heraustitriert und eine Titerdifferenz zwischen einer der Luft ausgesetzten und einer unter Paraffin gehaltenen NaOH nicht entstehen würde. Die Fehler durch Über- bzw. ,,Hin- und Her-Titrieren'' können recht erheblich sein. Bei unseren Versuchen ist die Übereinstimmung von volumimetrisch bestimmtem CO_2 mit dem bei der Titration gefundenen Bicarbonat in Anbetracht der großen Titrationsfehlermöglichkeit als sehr gut anzusehen. Aus obenstehender Tabelle geht neben den zahlenmäßigen Beziehungen zwischen Millimol. CO_2 und Titerwert allgemein hervor, daß sich die CO_2-Bindung in Natronlauge aus der Luft in einer Größenordnung bewegt, die sowohl titrimetrisch, wie auch bei der Verarbeitung im manometrischen Gasanalysenapparat durchaus in Erscheinung tritt. Nun ist schon bei der Bereitung der etwa n/50 NaOH Luftzutritt nicht zu vermeiden, das zur Verdünnung benutzte Wasser enthält CO_2, bei jedem Umfüllen, beim Eingießen in die Büretten, beim Einlassen in die Versuchsgefäße kommt die Natronlauge stets mit CO_2 zusammen. Der dabei auftretende Na_2CO_3-Gehalt ist nur unter größten Schwierigkeiten annähernd konstant zu halten. In meinen Versuchen schwankt er für 2 ccm Natronlauge recht beträchtlich. Bei aus verschiedenen Bürettenfüllung stammenden Proben fanden wir z. B.:

12 ccm frisch bereiteter etwa n/50 NaOH aus verschiedenen Bürettenfüllungen entnommen, mit Paraffin überschichtet, davon 2 ccm sofort untersucht, Temperatur 24°.

$$p_{CO_2} = 14,2 \text{ mm, d. h. } 0,83 \text{ mM pro Liter}$$

p_{CO_2}		d. h.		
„ = 13,8 „	„ „	0,81	„ „	„
„ = 13,5 „	„ „	0,79	„ „	„
„ = 13,1 „	„ „	0,765	„ „	„
„ = 12,9 „	„ „	0,755	„ „	„
„ = 12,7 „	„ „	0,74	„ „	„
„ = 12,3 „	„ „	0,72	„ „	„
„ = 12,2 „	„ „	0,715	„ „	„
„ = 11,5 „	„ „	0,673	„ „	„
„ = 12,2 „	„ „	0,655	„ „	„
„ = 11,1 „	„ „	0,65	„ „	„
„ = 10,3 „	„ „	0,604	„ „	„
„ = 10,0 „	„ „	0,585	„ „	„
„ = 9,5 „	„ „	0,56	„ „	„
„ = 9,1 „	„ „	0,53	„ „	„

Diese Zusammenstellung zeigt, daß man zu jedem Versuch von derselben Bürettenfüllung eine Kontrolle ansetzen muß. Nun ist noch zu klären, ob der Abschluß mit flüssigem Paraffin genügt, um die Natronlauge in Kontrollgläschen (also auch im Versuch auf der Haut) vor weiterer Einwirkung des Luft-CO_2 zu bewahren. Zu diesem Zweck wurden in ein Becherglas von der gleichen Weite wie das Hautuntersuchungsgefäß 12 ccm der etwa n/50 NaOH gegeben, mit Paraffin überschichtet und sofort nach ¹/₂ und 1 bzw. 1¹/₂ Stunden durch das Paraffin eine Zweierhahnpipette voll entnommen und davon 2 ccm verarbeitet.

12 ccm frisch bereiteter etwa n/50 NaOH aus Bürette entnommen, mit Paraffin überschichtet, davon je 2 ccm in ¹/₂ stündigen Abständen untersucht.

P_{CO_2} in mm			
Sofort	Nach ¹/₂ Stunde	Nach 1 Stunde	Nach 1¹/₂ Stunden
16,7	16,8	17,0	
15,9	15,2		15,4
15		15,8	
12,7	12,4	12,2	11,6

Eine Gesetzmäßigkeit, die für eine Zunahme des Na_2CO_3-Gehaltes der Natronlauge trotz Paraffinüberschichtung sprechen würde, ist also nicht vorhanden. Sie müßte bei meiner Anordnung sonst deutlich in Erscheinung treten, da das Volumen der Natronlauge mit jeder Entnahme geringer wird und die zur Analyse entnommenen 2 ccm einen immer größeren Anteil des noch vorhandenen Volumens darstellen. Aus dem annähernden Konstantbleiben der Kontrolle, deren Schwankungen als Fehler der Methode zu betrachten sind, kann ich für meine Versuche die Folgerung ableiten, daß es innerhalb von $1^1/_2$ Stunden gleichgültig ist, wann die Kontrolle untersucht wird, da Überschichtung mit Paraffin weiteren Luft-CO_2-Zutritt mit genügender Sicherheit verhindert.

CO_2-Abgabe von 6,16 qcm Haut an 10 bzw. 12 ccm etwa n/50 NaOH.
Probe $= 2$ ccm, $a = 2$ ccm, $S = 3,5$ ccm, $A = 50$ ccm.

Ver-suchs-dauer	Versuch			Kontrolle			Versuchs- $(p_1-p_2)-$ Kontroll- (p_1-p_2) $= p_{CO_2}$ von CO_2 der Haut	C^0	Tabellen-faktor für mg CO_2 der Probe	CO_2-Abgabe der Haut an 12 ccm etwa n/50 NaOH mg CO_2
	p_1	p_2	p_1-p_2	p_1	p_2	p_1-p_2				
Min.	mm	mm	mm	mm	mm	mm	mm			
45	104,6	86,4	18,2	102	85,4	16,6	1,6	24	0,005153	0,04948
45	112	84,8	27,2	102,6	86,9	15,7	11,5	24	0,005153	0,3556
30	104,7	84,8	19,9	103,1	85,4	17,7	2,2	24	0,005153	0,06803
45	106	85,3	20,7	101,8	85,4	16,4	4,3	24	0,005153	0,133
30	103,2	89	14,2	99,5	90,7	8,8	5,4	24	0,005153	0,167
30	104	87,3	16,7	101,4	90,3	11,1	5,6	24	0,005153	0,1732
30	103,6	86,2	17,4	102,1	87,5	14,6	2,8	24	0,005153	0,0866
30	105,4	88	17,4	104,2	88,0	16,2	1,2	24	0,005153	0,03711
										CO_2-Abgabe an 10 ccm
30	107,6	88	19,6	103,3	86	17,3	2,3	24	0,005153	0,05927
60	110,1	83	27,1	103,3	86	17,3	9,8	24	0,005153	0,2525
30	101,8	83,9	17,9	98,7	85,2	13,5	4,4	24	0,005153	0,1134
60	113,2	82	31,2	99,0	84,3	14,7	16,5	24	0,005153	0,4253
45	99,9	82,6	17,3	101,9	88,9	13,0	4,3	24	0,005153	0,1108
90	118,4	87,4	31,0	94,7	84,9	9,8	21,2	24	0,005153	0,5463
90	103,9	82,8	21,1	97,0	86,5	10,5	10,6	24	0,005153	0,2731

In der ersten Serie habe ich mich zunächst orientiert, in welcher Größenordnung sich die CO_2-Abgabe der Haut bei meiner Methode bewegt. In das Untersuchungsgefäß, das auf der gesunden Unterarmbeuge befestigt wird und das gleichweite Kontrollgefäß werden unmittelbar hintereinander aus derselben Bürettenfüllung 12 ccm etwa n/50 NaOH gegeben, mit Paraffin überschichtet, und die Kontrolle sofort oder in den nächsten $1^1/_2$ Stunden untersucht. Bei jeder Person wurde aus dem Hautuntersuchungsgefäß nur eine Probe entnommen, da die vorgelegte NaOH nach jeder Entnahme geringer wird, und ich zunächst nicht mit zuviel „Unbekannten" arbeiten wollte. Die CO_2-Abgabe der Haut ergibt sich aus der p_{CO_2}-Differenz von Versuch und Kontrolle. Die c-Konstante braucht in diesen Versuchen nicht in Erscheinung treten, da sie sich bei der Subtraktion eliminiert: $a - c - (b - c) = a - c - b + c = a - b$. Ebenso braucht für die Gruppe von Versuch und Kontrolle Milligramm CO_2 nicht einzeln ausgerechnet zu werden, da $a \cdot f - b \cdot f = (a - b) \cdot f$.

Aus der vorstehenden Zusammenstellung sollen zunächst nur die in $^1/_2$stündiger Versuchsdauer gewonnenen Werte betrachtet und mit den Angaben über die CO_2-Ausscheidung der Haut aus dem Schrifttum verglichen werden. Auf die bei längerer Versuchsdauer erhaltenen Werte wird später im Zusammenhang mit einer neuen Serie eingegangen.

Die von mir mit der Methode der CO_2-Bindung in etwa 0,02 n Natronlauge und der Verarbeitung im manometrischen Gasanalyseapparat nach *van Slyke* gefundenen Werte der CO_2-Abgabe der Haut stimmen also in der Größenordnung sehr gut mit dem Mittel aus den Schrifttumsangaben zusammen. Da es sich hier eben nur um die Feststellung der Größenordnung handelt, glaube ich, die Berücksichtigung des (hohen) mittleren Fehlers vernachlässigen zu können.

Milligramm CO_2-Abgabe der Haut pro 1 qcm in 1 Stunde.

Eigene Untersuchungen für 6,16 qcm Haut und $^1/_2$ Stunde	Errechneter Wert für 1 qcm Haut und 1 Stunde	Schrifttumswerte für 1 qcm Haut und 1 Stunde (Einschränkungen s. o.)
0,0311	0,0104	0,006
0,05927	0,0198	0,01
0,06803	0,0227	0,013
0,0866	0,029	0,018
0,1134	0,0378	0,022
0,167	0,056	0,036
0,1732	0,058	0,036
		0,083
Mittelwert	0,0334	0,028

Die vorstehenden Werte wurden in Milligramm CO_2 angegeben, um eine bequeme Vergleichsmöglichkeit mit den Zahlen des Schifttums zu haben. Außer der Vergleichsmöglichkeit, auf die weiter unten noch kritisch eingegangen werden muß, interessiert nun vor allem die eigentliche Fragestellung, wie sich bei jeder einzelnen Versuchsperson die CO_2-Abgabe zur Gesamtsäureabgabe der Haut gegenüber einer 0,02 n NaOH an derselben Hautstelle verhält, sowie der zeitliche Ablauf dieser beiden Hautleistungen. Dazu wurden aus demselben Hautuntersuchungsgefäß von der Paraffin-überschichteten NaOH nach 30 Min. und ebenso aus einem zweiten dicht daneben angebrachten nach 60 Min. 5 ccm zur Titration und 2 ccm zur manometrischen Analyse entnommen und mit der Paraffin-überschichteten Kontrolle derselben NaOH verglichen. Aus der Titerdifferenz von Kontrolle und Versuch für 5 ccm $= a$ ccm 0,02 n HCl ergibt sich der Milligramm H·-Zuwachs für 12 ccm $= a \cdot 12/5 \cdot 0,02 = a \cdot 0,048$ mg H. Die Ausrechnung von Millimol. CO_2-Zuwachs aus $p_1 - p_2$ erfolgt logarithmisch.

Gesamtsäure- und CO_2-Abgabe der Haut.

Vorlage für 6,16 qcm Haut 12 ccm etwa 0,02 n NaOH mit Paraffin überschichtet, 5 ccm davon mit Phenolphthalein und 0,02 n HCl titriert, 2 ccm auf
CO_2-Gehalt im *van Slyke*-Apparat untersucht. Vergleich mit derselben Paraffin-
überschichteten Kontrolle. Versuchsdauer 0 (Kontrolle), 30 und 60 Min.

		Titration				Gasanalyse				
		Titer		Titer-diffe-renz 0,02 n HCl ccm	Gesamt-säureabgabe der Haut an 12 ccm etwa 0,02n NaOH in mg H·	$p_1 - p_2$ der Probe von 2 ccm in mm	$p_1 - p_2$-Zuwachs für 2 ccm	C^0	CO_2-Abgabe der Haut an 12 ccm etwa 0,02 n NaOH	
Nr.	Min.	NaOH ccm	HCl 0,02 n ccm						mg CO_2	Millimol CO_2
1	0	5	4,9			10,7		24		
	30	5	4,65	0,25	0,0120	13,1	2,4	24	0,07422	0,001687
	60	5	4,45	0,45	0,0216	19,3	8,6	24	0,266	0,006044
2	0	5	4,85			10,8		24		
	30	5	4,7 ⁴	0,15	0,0072	11,3	0,5		0,01546	0,0003514
	60	5	4,55	0,3	0,0144	16,2	5,4		0,167	0,003795
3	0	5	4,95			8,7		24		
	30	5	4,65	0,3	0,0144	14,0	5,3		0,1639	0,003725
	60	5	4,45	0,5	0,024	20,4	11,7		0,3618	0,008222
4	0	5	5,05			8,0		24		
	30	5	4,75	0,3	0,0144	12,9	4,9		0,1515	0,003443
	60	5	4,55	0,5	0,024	18,6	10,6		0,3278	0,007449
5	0	5	4,8			13,3		24		
	30	5	4,55	0,25	0,012	20,6	7,3		0,2257	0,005130
	60	5	4,3	0,5	0,024	28,5	15,2		0,47	0,01068
6	0	5	4,9			11,3		25		
	30	5	4,75	0,15	0,0072	14,8	3,5		0,1077	0,002447
	60	5	4,45	0,45	0,0216	27,3	16,0		0,4923	0,01119
7	0	5	4,95			10,2		25		
	30	5	4,7	0,25	0,012	14,6	4,4		0,1354	0,003077
	60	5	4,35	0,6	0,0288	23,8	13,6		0,4184	0,009508

In der Tabelle sind alle Titer- und Ablesungswerte zusammengestellt,
da mir dies der Vollständigkeit halber nötig erschien. Die umrandeten
Spalten geben die Daten an, die eigentlich interessieren. Wegen der
größeren Übersichtlichkeit sind sie in Abb. 11 graphisch dargestellt.
Die Betrachtung der 7 Untersuchungen ergibt, daß in einigen Fällen der
CO_2-Zuwachs in der ersten halben Stunde recht gering, wenn auch stets
vorhanden ist. In der zweiten halben Stunde ist er dann stets größer
als der erste Zuwachs. Daraus kann man den Schluß ziehen, daß die
oberflächlichsten Hautschichten, die zuerst mit der NaOH in Kontakt
kommen, nicht in nennenswerten Mengen Carbonate oder Bicarbonate
enthalten, da diese sonst in der ersten halben Stunde einen CO_2-Zuwachs
verursachen müßten, der die Kurven anfänglich steiler verlaufen lassen
würde. Vielmehr scheint die CO_2-Abgabe bei verschiedenen Individuen
verschieden rasch „in Gang zu kommen". Die Gesamtsäureabgabe der

Haut ist in allen Fällen mindestens etwa doppelt so groß wie die CO_2-Abgabe, meist größer. Die CO_2-Abgabe macht

nach 30 Min. 14, 5, 25, 23, 42, 32, 25%,
„ 60 „ 28, 28, 34, 32, 44, 52, 33%.

der Gesamtsäureabgabe aus. Es ist berechtigt, diese Prozentzahlen der Gesamtsäureabgabe anzugeben, da die Untersuchung an Luftkontrollen ergeben hat, daß man für den manometrisch bestimmten CO_2-Zuwachs einen bestimmten Titer-

wert einsetzen kann, und zwar den aus der entsprechenden Bicarbonatmenge sich ergebenden, d. h. für 1 Millimol. 1 Säureäquivalent. Aber auch die Gesamtsäureabgabe der Haut steigt in der zweiten halben Stunde weiter, zum Teil stärker, zum Teil schwächer als in der ersten, wie die Auf- oder Abwärtskrümmung der Kurven zeigt, während, wie

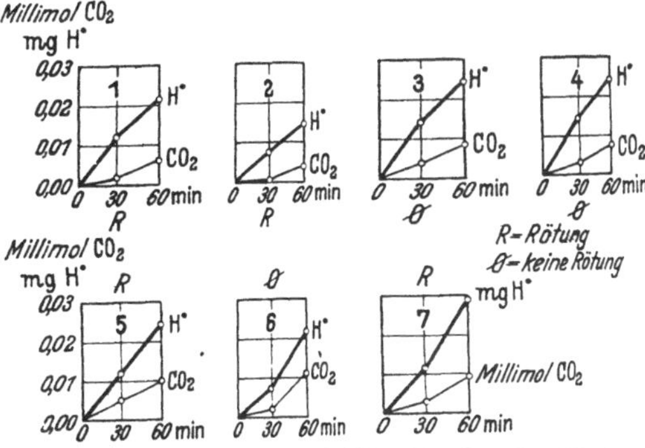

Abb. 11. Gesamtsäure- und CO_2-Abgabe der Haut. Vorlage 12 ccm etwa 0,02 n NaOH für 6,16 qcm.

schon gesagt, ein Nachlassen der CO_2-Abgabe nicht beobachtet wurde. Der Anteil in den ersten 30 Min. bei meinen Beispielen beträgt

für die Gesamtsäure 55, 50, 60, 60, 50, 30, 42% der 60 Min.-Werte,
für die CO_2-Abgabe 28, 9,3, 45, 46, 48, 22, 32% „ 60 „ „

Wie schon erwähnt, tritt bei manchen Versuchspersonen nach etwa 30 Min. eine Rötung und im weiteren Verlauf des Versuches eine Desquamation mit sichtbarer Auslösung der obersten Hautschichten in der NaOH bei einer Konzentration von 0,02 n ein. Nach meinen bisherigen Versuchen gelingt es aber nicht, zahlenmäßige Beziehungen in Gesamtsäure- und CO_2-Abgabe zu dieser Entzündung und Desquamation zu finden, wenn ich auch vermute, daß solche Beziehungen bestehen. Das Betrachten der Abb. 11, in der Fälle mit Entzündung durch „R''" gekennzeichnet sind, ergibt, daß Kurventyp und -höhe jeden Versuches bei der bisher geringen Zahl keine gemeinsamen Charakteristika für die mit Entzündung reagierenden Fällen besitzen. Weitere Untersuchungen müssen hier Klarheit bringen, nach dem vorliegenden Material könnten Schlüsse nur den Wert von Spekulationen haben.

Es ist nun noch zu untersuchen, welchen Anteil die CO_2-Abgabe an dem Neutralisationsvermögen gegenüber vorgelegter Nautronlauge hat. Die früheren Prozentzahlen ergaben bei 30 Min. einen Anteil von 5 bis 42%, bei 60 Min. einen solchen von 38—52%. Wir können nun den Titerwert des CO_2 als $NaHCO_3$ von der titrimetrischen Gesamtsäureabgabe absetzen und erhalten damit die hauteigene Neutralisationsleistung. Wenn man nun noch bedenkt, daß CO_2 infolge der Benutzung des Indikators Phenolphthalein nur als $NaHCO_3$ erfaßt wird, daß es aber vor der Titration als Na_2CO_3 vorhanden ist, dessen Existenz von der niederen Dissoziationskonstante der von der Haut abgegebenen Säuren mit Wahrscheinlichkeit gestattet wird, so können wir der titrierten Säureabgabe der Haut noch ein dem *van Slyke*-Wert entsprechendes Säureäquivalent zufügen und bekommen dann die wahre Gesamtsäureabgabe der Haut, die sich demnach aus der hauteigenen Säureabgabe und CO_2 als Na_2CO_3 zusammensetzt. Da Kurven immer den Vorzug der Anschaulichkeit besitzen, habe ich diese Beziehung wieder graphisch dargestellt (Abb. 12).

Man sieht, daß die Kohlensäure ganz wesentlich an dem Neutralisationsphänomen beteiligt ist. Die wahre Gesamtsäureabgabe der Haut ist nämlich etwa doppelt so groß wie die hauteigene Neutralisationsleistung.

Auf das Verhalten der Luft-CO_2-Bindung in einer gleichen Natronlauge, die in Abb. 12 miteingetragen ist, zur CO_2-Abgabe der Haut gehe ich später ein. Übertragen wir nun die Einteilung in hauteigene und wahre Gesamtsäureabgabe auf die in Abb. 11 dargestellten 7 Versuche, so erhalten wir die Kurven in Abb. 13.

Die Transformation ergibt eine sehr wesentliche Tatsache, daß nämlich die hauteigene Säureabgabe mit der Zeit nachläßt oder doch in der Beobachtungszeit von 1 Stunde angenähert konstant bleibt, daß aber in keinem Fall eine Zunahme derart erfolgt, daß in der zweiten halben Stunde mehr Säure abgegeben wird als in der ersten. Eine Zunahme der errechneten wahren Gesamtsäureabgabe für die

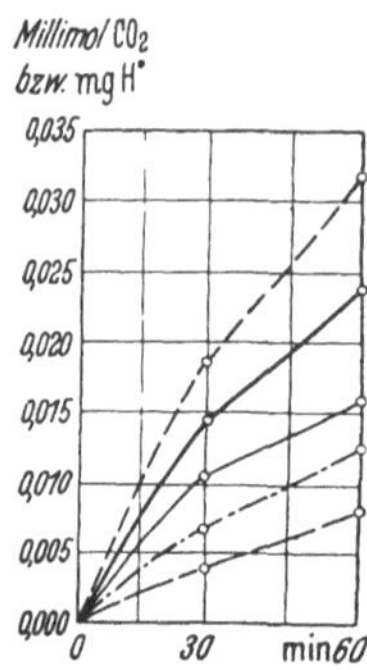

Abb. 12. Darstellung der Säureabgabe von 6,16 qcm Haut an 12 ccm etwa 0,02 n NaOH und der Luft-CO_2-Bindungskurve der NaOH unter gleichen Bedingungen. Untersuchungen ausgeführt in 1. paraffinüberschichteter Kontrolle; 2. zwei paraffinüberschichteten Hautuntersuchungsgefäßen nach 30 bzw. 60 Min. 3. zwei offenen Kontrollen ohne Paraffin mit 6,16 qcm freier Oberflächen nach 30 bzw. 60 Min. (Luft-CO_2-Bindungskurve). Kurven bedeuten (von oben nach unten): 1. wahre, errechnete Gesamtsäureabgabe der Haut- (Haut-CO_2 als Na_2CO_3); 2. titrimetrisch erfaßte Gesamtsäureabgabe (Haut-CO_2 als $NaHCO_3$, Indicator Phenolphthalein); 3. hauteigene Säureabgabe (titrierte Gesamtsäureabgabe minus Haut-CO_2 als $NaHCO_3$); 4. Luft-CO_2-Bindungskurve unter denselben Bedingungen im offenen Kontrollgefäß *(van Slyke*-Wert in Millimol, Titerwert als $NaHCO_3$); 5. CO_2-Abgabe der Haut in Millimol *(van Slyke)*, dazu Titerwert als $NaHCO_3$ entsprechend dem Verhalten in der Kontrolle.

Zeiteinheit, wie sie sich in den beiden letzten Versuchen in der Aufbiegung der oberen Kurve zeigt, ist also lediglich eine Folge der vermehrten CO_2-Abgabe in der zweiten halben Stunde. Das Nachlassen der hauteigenen Säureabgabe in den 4 ersten Kurven wird durch die vermehrte CO_2-Abgabe kompensiert, so daß ein linearer oder doch stark gestreckter Verlauf der Kurve für die wahre Gesamtsäureabgabe resultiert.

In einem früheren Àbschnitt habe ich mich eingehend mit der Abhängigkeit der Säureabgabe der Haut von der Konzentration der vorgelegten NaOH beschäftigt und fand aus Ergebnissen der offenen Titration auf der Haut sowie der elektropotentiometrischen Titration mit der Haut in Kontakt gewesener Natronlauge, daß die Säureabgabe von der vorgelegten NaOH-Konzentration abhängt und dieser innerhalb der von uns gewählten Konzentrationen von 0,02, 0,01 und 0,005 n NaOH angenähert proportional ist. Nun wird bei der direkten Titration auf der Haut die CO_2-

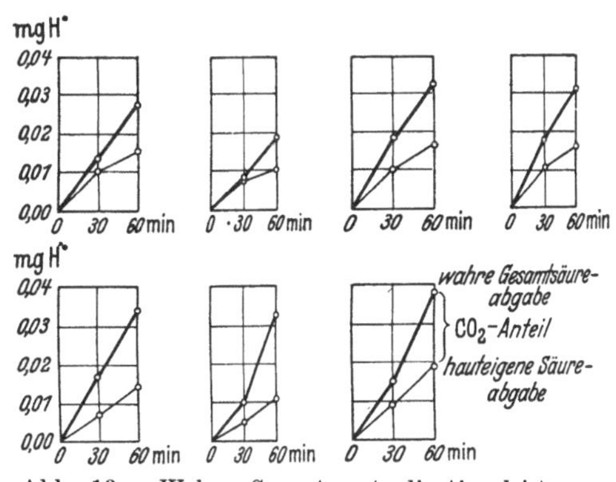

Abb. 13. Wahre Gesamtneutralisationsleistung (CO_2 als Na_2CO_3) und hauteigene Säureabgabe (titrierte Gesamtsäure minus CO_2 als $NaHCO_3$) der Haut.

Abgabe mitgemessen, während die elektropotentiometrische Titration infolge des vorherigen Ansäuerns der Vorlage mit HCl bis zu p_H etwa 3 und der dadurch erfolgenden Verdrängung der H_2CO_3 aus ihren Verbindungen nur die hauteigene Säureabgabe erfaßt. Wenn also hauteigene und gesamte Säureabgabe der Haut konzentrationsabhängig ist, so ist als nächstes zu untersuchen, ob auch ihre Differenz, nämlich die CO_2-Abgabe der Haut von der Konzentration der vorgelegten NaOH abhängt. Um nun das Verhalten der CO_2-Bindung verschiedener Natronlaugekonzentrationen überhaupt kennen zu lernen, habe ich zunächst geprüft, wie sich der CO_2-Zuwachs im Kontrollversuch bei offenem

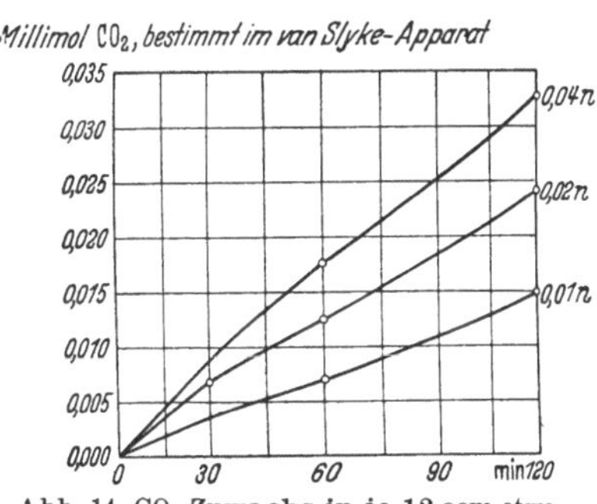

Abb. 14. CO_2-Zuwachs in je 12 ccm etwa 0,04, 0,02 und 0,01 n NaOH bei offenem Stehen an der Luft, Berührungsfläche 6,16 qcm.

Stehen an der Luft mit der vorgelegten Konzentration ändert. Da das rechnerische Zustandekommen der Zuwachsgrößen aus den früheren Erörterungen und Tabellen hervorgeht, genügt es, die graphische Darstellung zu geben. In Abb. 14 ist das verschieden große CO_2-Bindungsvermögen für die 'Konzentration von 0,04, 0,02 und 0,01 n NaOH in Abhängigkeit von der Dauer der Berührung mit der Luft bei ruhigem offenen Stehenlassen der Natronlauge gezeichnet. Die Untersuchungen sind zur selben Zeit durchgeführt, so daß gleicher Barometerstand angenommen werden kann.

Die Betrachtung der CO_2-Bindung nach 60 Min. (0,007, 0,0125 und 0,018 mM CO_2) und nach 120 Min. (0,015, 0,0245 und 0,033 mM CO_2) im Verhältnis zu den Konzentrationen ergibt folgendes:

Es verhalten sich die Konzentrationen wie 1 : 2 : 4, die gebundenen CO_2-Mengen in 60 Min. wie 1 : 1,8 : 2,55; in 120 Min. wie 1 : 1,63 : 2,2.

Das (geringe) Nachlassen der CO_2-Bindung mit der Zeit erklärt sich aus der zunehmenden Sättigung bei den konzentrierteren Laugen. Viel auffälliger ist aber, daß die CO_2-Bindung der Konzentration nicht steng proportional ist, daß also 12 ccm einer 0,04 n NaOH mit derselben freien Oberfläche nicht die vierfache Menge der 0,01 n NaOH unter denselben Verhältnissen binden, sondern nur etwas mehr als das Doppelte. Diese Tatsache erschien mir so auffallend, daß ich, obgleich es nur mittelbar in den Rahmen dieser Arbeit gehört, nach einer Erklärung suchte.

Frühere Untersuchungen über die Abhängigkeit der CO_2-Bindung, gemessen am Absinken des Titers einer NaOH ergaben, daß bei gleicher Konzentration und gleichem Volumen die CO_2-Bindung direkt proportional der Größe der freien Oberfläche der NaOH, d. h. der Berührungsfläche mit der Luft ist. Eine dreifach größere Oberfläche ergab eine dreifach größere CO_2-Bindung. Bei den jetzigen Versuchen waren nun Volumen und Oberfläche gleich, aber die Konzentration variierte. Da, wie gesagt, die Oberfläche bzw. deren Größe ein so maßgebender Faktor für die CO_2-Bindung der Natronlauge ist, liegt es nahe, ihr auch jetzt besondere Aufmerksamkeit zuzuwenden.

Die CO_2-Bindung in Natronlauge bei offenem Stehen an der Luft setzt die Lösung des CO_2 in Wasser voraus, die durch $\alpha \cdot T/273$, ($\alpha = Bun$-*sen*scher Lösungskoeffizient, $T = $ abs. Temp.) bestimmt und innerhalb unserer Versuchsbedingungen konstant ist. Wir nehmen nun folgende Überlegung vor. Mit Hilfe der *Loschmidt*schen Zahl läßt sich die in Mol.- bzw. Äquivalentteilen gewichtsmäßig angegebene Konzentration n „Anzahl der Ionen pro Liter" ausdrücken, und zwar enthält eine 0,01 n NaOH $0{,}01 \cdot 6{,}06 \cdot 10^{23}$ Moleküle NaOH in 1 Liter Wasser oder bei völliger elektrolytischer Dissoziation diese Anzahl jeder Ionenart. Es genügt für unsere Fragestellung, sich die Ionen in einem Gitterwürfel angeordnet zu denken und von den Kräften und der Bewegung abzusehen, da die mathematische Ableitung Schaffung entsprechender Mittelwerte gestattet. In der Lösung gleichmäßig verteilte „Massenpunkte" haben dann einen (durchschnittlichen, mittleren) Abstand. Die Konzentration dieser Massenpunkte ($=$ Ionen gesetzt) sei 10^x in 1 ccm Lösung. Stellt man sich nun diesen Kubikzentimeter als Würfel vor, so ist die Konzentration in einer Achse mit der Länge der Würfelkante ($= 1$ cm) als „lineare Dichte" zu bezeichnen und $= \sqrt[3]{10^x}$ pro

Zentimeter. Die Konzentration im Querschnitt des Würfels mit der Fläche = 1 qcm ist die „Flächendichte" = $\left(\sqrt[3]{10^x}\right)^2$. Wenn die Raumkonzentration zunimmt, so ändert sich lineare Dichte und Flächendichte wie folgt:

Raumkonzentration	Lineare Konzentration	Flächenkonzentration
$KR_1 = 10^x$ pro ccm	$KL_1 = \sqrt[3]{10^x}$ pro cm	$KF_1 = \left(\sqrt[3]{10^x}\right)^2$ pro qcm
$KR_2 = 2 \cdot 10^x$ pro ccm	$KL_2 = \sqrt[3]{2 \cdot 10^x}$ pro cm	$KF_2 = \left(\sqrt[3]{2 \cdot 10^x}\right)^2$ pro qcm
$KR_n = n \cdot 10^x$ pro ccm	$KL_n = \sqrt[3]{n \cdot 10^x}$ pro cm	$KF_n = \left(\sqrt[3]{n \cdot 10^x}\right)^2$ pro qcm

Es gelten die Gleichungen

$$\frac{KR_n}{KR_1} = \frac{n \cdot 10^x}{10^x} = n; \quad \underline{KR_n = KR_1 \cdot n} ,$$

$$\frac{KF_n}{KF_1} = \frac{\left(\sqrt[3]{n \cdot 10^x}\right)^2}{\left(\sqrt[3]{10^x}\right)^2} = \frac{\left(\sqrt[3]{n}\right)^2 \cdot \left(\sqrt[3]{10^x}\right)^2}{\left(\sqrt[3]{10^x}\right)^2} = \left(\sqrt[3]{n}\right)^2 ,$$

$$\underline{KF_n = KF_1 \cdot \left(\sqrt[3]{n}\right)^2} .$$

In Worten ausgedrückt bedeuten die beiden Endformeln, daß sich beim Wachsen der Raumkonzentration um das n-fache die Flächenkonzentration mit dem Faktor $\left(\sqrt[3]{n}\right)^2$ ändert. Der Ausdruck „Raumkonzentration" entspricht der üblichen Konzentrationsangabe bei Lösungen. Man kann nun annehmen, daß bei unseren Versuchen mit Natronlauge desselben Volumens und derselben Oberflächenausdehnung und auch sonst gleichen Bedingungen (Druck, Temperatur) aber verschiedener Konzentration die CO_2-Bindung aus der Luft der „aktiven Oberfläche", die wir der „Flächenkonzentration" gleichsetzen wollen, proportional ist. Setzt man nun die entsprechenden Zahlen ein, so ergibt sich:.

	12 ccm NaOH mit 6,16 qcm Oberfläche		
Raumkonzentration	0,01 n	0,02 n	0,04 n
Raumkonzentrationen verhalten sich wie. . . .	1 :	2 :	4
Aktive Oberflächen verhalten sich wie	$\left(\sqrt[3]{1}\right)^2$	$\left(\sqrt[3]{2}\right)^2$	$\left(\sqrt[3]{4}\right)^2$
oder wie	1 :	1,5874 :	2,5198
In 60 Min. gebundene CO_2-Mengen in mMol . .	0,007	0,0125	0,0178
verhalten sich wie	1 :	1,8 :	2,55
In 120 Min. gebundene CO_2-Mengen in mMol .	0,015	0,0245	0,033
verhalten sich wie	1 :	1,6 :	2,2

In erster Annäherung ist also die CO_2-Bindung durch Natronlauge verschiedener Konzentrationen bei demselben Volumen und derselben

Oberfläche und derselben Dauer der Berührung mit der Luft ihrer „aktiven Oberfläche" proportional. In Wirklichkeit spielen wohl noch andere Faktoren, wie der Aktivitätsfaktor für die Dissoziation starker Elektrolyte und das verschieden rasche Absinken der Normalität durch das gebundene CO_2, eine Rolle.

Nachdem so im Modellversuch das CO_2-Bindungsvermögen von Natronlauge verschiedener Konzentration unter sonst gleichen Bedingungen festgestellt ist, untersuche ich die CO_2-Bindung aus der Haut. Das Vorgehen ist dasselbe wie schon mehrfach beschrieben. Zur Bestimmung der CO_2-Abgabe der Haut wurden korrespondierende Hautstellen der Unterarmbeugeseite verwendet und auf einer Seite zwei Gefäße mit 12 ccm etwa 0,01 n NaOH, auf der anderen mit 0,02 n NaOH befestigt, und die Natronlauge sofort ebenso wie eine entsprechende Kontrolle mit Paraffin überschichtet und so der weiteren Einwirkung der Luft entzogen. Die Analyse wurde in einem Gefäß nach 60 Min. und im anderen nach 30 Min. ausgeführt. Das Ergebnis bringt Abb. 15.

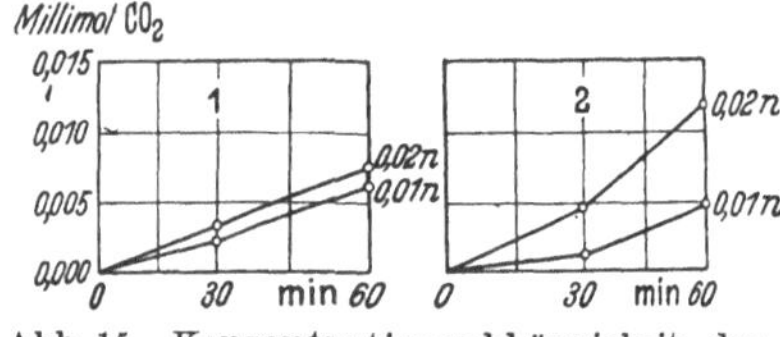

Abb. 15. Konzentrationsabhängigkeit der CO_2-Abgabe der Haut 12 ccm Vorlage auf 6,16 qcm Haut.

Die Gegenüberstellung der beiden Versuche zeigt, daß zwar in jedem an die schwächere NaOH weniger CO_2 abgegeben wird, daß aber so klare Gesetzmäßigkeiten wie beim Modellversuch der CO_2-Bindung aus der Luft nicht bestehen. Welche Faktoren dafür maßgebend sind, müssen weitere Untersuchungen erbringen. Bisher steht fest, daß auch die CO_2-Abgabe wie die der wahren Gesamtsäure- und der hauteigenen Säureabgabe von der Konzentration der vorgelegten Natronlauge abhängt, und daß einer geringeren Konzentration der mit der Haut in Kontakt gebrachten Natronlauge auch eine geringere Abgabe jeder Säurefraktion entspricht.

In der Abb. 12 habe ich bereits die CO_2-Bindung aus der Luft im Verhältnis zur CO_2-Abgabe der Haut dargestellt. Die Luft-CO_2-Bindungskurve verläuft höher als die Kurve der CO_2-Abgabe der Haut. Eine NaOH derselben Konzentration, Menge und freien Fläche hat also bei ruhigem Stehen aus der Luft mehr CO_2 angezogen als bei Paraffinüberschichtung (d. h. mit der freien Fläche nach unten) aus der Haut. Wegen dieser Tatsache, die für die CO_2-Abgabe der Haut von großer Bedeutung ist, gebe ich nochmals die Kurve eines anderen Versuches und die Sammeldarstellung von 3 Luft-CO_2-Bindungskurven an verschiedenen Tagen im Verhältnis zu 7 Kurven der CO_2-Abgabe der Haut in Abb. 16 wieder.

Das linke Kurvenpaar ist zur gleichen Zeit, also bei demselben Luftdruck und derselben Temperatur, gewonnen. Die untere Kurve zeigt, daß die CO_2-Abgabe der Haut erst „langsam in Gang kommt", während die CO_2-Bindung aus der Luft angenähert linear verläuft. Die Kurven sind mit einer Vorlage von 0,02 n NaOH gewonnen. Wegen der zu erwartenden Hautreizwirkung verbietet sich eine längere Ausdehnung der Versuche. Auffällig ist der parallele Verlauf der Kurven in der zweiten halben Stunde. Der CO_2-Zuwachs in diesem Zeitabschnitt ist also etwa gleich. Unter sonst denselben Bedingungen kann man daraus auf denselben CO_2-Druck in der Haut, wie in der Außenluft schließen, da die zur Carbonatbildung führenden Faktoren gleich sind und bei gleichem Zuwachs also auch die primäre Lösung von CO_2 im Lösungswasser gleich sein muß. Der letzte Vorgang ist aber eine Funktion der Temperatur und des Gaspartialdruckes, wobei wieder nur der Partialdruck variabel war. Auch bei der im rechten Teil der Abb. 16 gegebenen Darstellung in der die Luft-CO_2-Bindungskurven im wesentlichen wie links in der Abbildung verlaufen, fällt auf, daß die CO_2-Abgabe der Haut an Natronlauge stets, jedenfalls innerhalb einer Stunde, geringer ist als die CO_2-Bindung aus der Luft. Es liegt nun nahe, aus diesen Befunden Schlüsse auf den CO_2-Druck in der Haut zu ziehen, da, wie erwähnt, unter meinen Versuchsbedingungen alle anderen Daten zunächst konstant erscheinen.

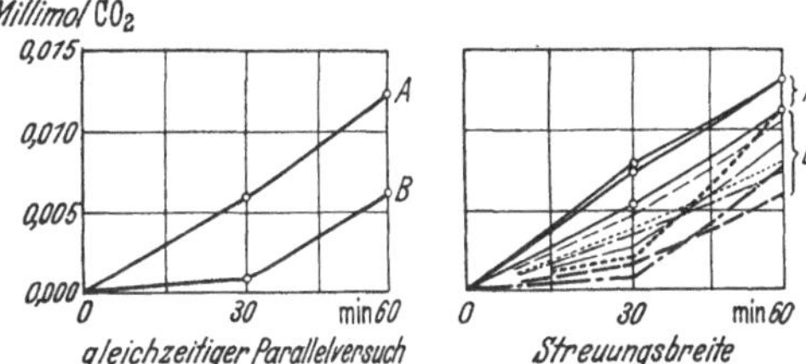

Abb. 16. CO_2-Bindung aus der Luft und CO_2-Abgabe der Haut, gemessen am CO_2-Zuwachs einer Natronlauge derselben Menge, Konzentration und freien Fläche in Kontakt mit der Luft bzw. Haut. 12 ccm etwa 0,02 n NaOH mit Paraffin überschichtet im Hautuntersuchungsgefäß bzw. offen an der Luft. *A* Kontakt mit der Luft; *B* Kontakt mit der Haut.

Wenn nämlich in einer Natronlauge derselben Menge, Konzentration und freier Fläche der CO_2-Zuwachs aus Luft und Haut gleich ist, so muß der CO_2-Partialdruck ebenfalls gleich gewesen sein. Für die Haut stellt dieser Partialdruck allerdings nicht den wahren, sondern den effektiven Druck dar, da die Abgabe als Diffusion durch eine Membran erfolgt, deren Diffusionswiderstand unbekannt ist und augenscheinlich variiert, wie der mehr oder weniger geneigte Verlauf der einzelnen Kurvenabschnitte in Abb. 16 rechts zeigt. Infolge der Auflockerung der Haut durch die NaOH ändert sich also ihr Diffusionswiderstand und bei gleichem primären CO_2-Druck muß die diffundierte CO_2-Menge in der Zeiteinheit verschieden sein. Der CO_2-Zuwachs in der auf der Haut stehenden paraffinüberschichteten NaOH ist also eine Funktion des CO_2-Binnendruckes, des Diffusionswiderstandes der Haut und der Geschwindigkeit der CO_2-Bindung in der NaOH, die gewissermaßen ein Saugmoment darstellt und in erster Annäherung von der Konzentration, unter den Bedingungen meiner Versuche aber von der „aktiven Oberfläche", definiert als der Kubikwurzel aus dem Quadrat der Konzentration, abhängig ist. Noch allgemeiner ausgedrückt bedeutet das: die CO_2-Abgabe der Haut ist abhängig vom Druckgefälle und dem Diffusionswiderstand wie bei der Elektrizität $I = E/W$ ist. Bei den Untersuchungen über dieCO_2-Perspiration der Haut müssen dieselben Abhängigkeiten bestehen.

Es ist nun interessant, die oben erwähnten Arbeiten aus der älteren Literatur daraufhin durchzusehen, ob man aus ihren Ergebnissen Schlüsse auf die Druckabhängigkeit der CO_2-Abgabe der Haut ziehen kann. Diese Untersuchungen sind sämtlich so ausgeführt, daß Teile des Körpers oder der ganze Körper mit Ausnahme des Kopfes luftdicht in einem Behälter eingeschlossen sind und daß der CO_2-Zuwachs in dem Luftmantel bestimmt wird. Es leuchtet ohne weiteres ein, daß es sich um ganz verschiedene Bedingungen handelt, je nachdem ob die Luft vor dem Passieren des Behälters also vor dem Kontakt mit der Haut CO_2-frei gemacht wurde oder nicht, weiter, ob in jedem dieser beiden Fälle ein häufiger Luftwechsel, d. h. eine große Durchströmungsgeschwindigkeit des Systems gewählt wurde, oder ob die Untersuchungen in nicht gewechselter, stagnierender Luft gemacht wurden. Drittens ist es von Bedeutung zu wissen, wie hoch der Druck in dem Hautperspirationsbehälter war. Wenn die Grundvoraussetzung, der CO_2-Partialdruck im Perspirationssystem nicht bekannt ist und daher jedenfalls bei verschiedenen Autoren ganz bedeutend variiert, so kann man den Wert von Versuchsdifferenzen z. B. vor oder nach der Mahlzeit und bei Licht oder Dunkelheit nur gering einschätzen. Die Erklärung für das Fehlen solcher notwendiger Daten ist nur darin zu suchen, daß die Autoren die CO_2-Abgabe der Haut als eine aktive Leistung des Körpers ansahen und daher auch nur den diese Leistung beeinflussenden Faktoren Bedeutung beigemessen haben, aber offenbar nicht berücksichtigen, unter welchem Druckgefälle die Leistung zustande kommt. Versuchen wir nun die uns interessierenden Daten über die CO_2-Abgabe zu finden, so ergibt sich aus den vorliegenden oben zitierten Arbeiten folgendes: *Fubini* und *Ronchi:* CO_2-freie Luft wird durch das Perspirationsgefäß gesaugt. Ventilationsgröße unbekannt, Gesamthautperspiration für 24 Stunden 6,8 g CO_2. *Aubert:* CO_2-freie Luft zum Luftwechsel benutzt, System aber primär nicht CO_2-frei und Luftwechsel nur einmal pro Stunde. Im Lehrversuch wird dabei in 2 Stunden die Luft im Apparat nicht frei von CO_2, nach einer halben Stunde ist der Gehalt 0,46, nach 1 Stunde 0,33, nach 2 Stunden 0,21 mg CO_2 pro Liter. Ergebnis des Perspirationsversuches im Mittel 3,8 g CO_2 für die gesamte Körperhaut in 24 Stunden.

Reinhardt: 5—6maliger Wechsel athmosphärischer Luft pro Stunde Der CO_2-Gehalt steigt durch die Perspiration der Haut von 1,1—1,2 mg pro Liter auf 2,12—1,97 mg pro Liter. Ergebnis dieser Versuche 2,2 bis 2,3 g CO_2-Abgabe für die gesamte Haut in 24 Stunden.

Von Willebrandt: Bei 12maligem Wechsel athmosphärischer Luft in 1 Stunde beträgt der errechnete 24 Stundenwert der Gesamtperspiration 7,2 g CO_2.

Der Vergleich der Werte der beiden letzten Autoren zeigt, daß bei stärkerer Ventilation die-CO_2-Abgabe der Haut größer wird. In den

Versuchen von *Aubert* und *Fubini* und *Ronchi* wirkt der Nachschub CO_2-freier Luft im selben Sinne. Größerer CO_2-Partialdruck in der Umgebung wirkt also ungünstig auf die Perspiration. Bis zu welchem Partialdruck noch eine CO_2-Abgabe der Haut stattfinden kann, ist aus den mir bekannten Arbeiten nicht zu ersehen. Interessant ist ein Ergebnis von *Abernathy*, daß in reiner CO_2-Atmosphäre eine Resorption von CO_2 durch die Haut erfolgt. Wenn man nun diese Abhängigkeit der CO_2-Abgabe der Haut an die umgebende Luft auf meine Versuche überträgt, so ist der CO_2-Partialdruck innerhalb der Versuchsbedingungen in der auf die Haut gebrachten NaOH stets gleich 0 zu setzen, da CO_2 chemisch gebunden wird. Verschieden ist aber die Geschwindigkeit dieser Reaktion, die in erster Annäherung von der Konzentration der vorgelegten NaOH abhängt. Es gilt nämlich

$$\frac{[H_2CO_3]\,[2\,NaOH]}{[Na_2CO_3]\,[2\,H_2O]} = K; \quad [Na_2CO_3] = \frac{[H_2CO_3]\,[2\,NaOH]}{K\cdot[2\,H_2O]}.$$

Da $[H_2CO_3]$ von den Lösungsbedingungen abhängt und diese nicht ändert, wächst also $[Na_2CO_3]$ proportional der NaOH-Konzentration oder wie oben dargestellt, wahrscheinlich mit $\left(\sqrt[3]{[NaOH]}\right)^2$.

Fassen wir das Grundsätzliche der in der älteren Literatur beschriebenen CO_2-Perspirationsversuche und meine Untersuchungen über die CO_2-Abgabe der Haut an NaOH zusammen, so variiert die CO_2-Abgabe mit dem Druckgefälle und dem Diffusionswiderstand.

Intensität des CO_2-Stromes = Druckgefälle/Diffusionswiderstand.

Bei den Perspirationsversuchen wächst das Druckgefälle mit Verminderung des CO_2-Partialdruckes der Außenluft, der vom primären CO_2-Partialdruck und der Ventilationsgröße abhängt. Die beobachtete Temperaturabhängigkeit findet mit Wahrscheinlichkeit ihre Erklärung in einer Änderung des Diffusionswiderstandes beim Schwitzen (plötzlicher Anstieg der CO_2-Perspiration beim Schweißausbruch). In meinen Untersuchungen wächst das Druckgefälle mit der Konzentration der auf die Haut gebrachten NaOH, und zwar wie an Modellversuchen der CO_2-Bindung aus der Luft gezeigt bei der verwendeten Größenordnung etwa mit der Kubikwurzel aus dem Quadrat der Konzentration. Dazu vermindert sich der Diffusionswiderstand mit der Zeit, und zwar ebenfalls in Abhängigkeit von der Konzentration der NaOH durch die Auflockerung des Gefüges der Haut.

Damit ist die theoretische Erklärung für die Konzentrationsabhängigkeit der CO_2-Abgabe der Haut an NaOH gegeben, und auch der Abschnitt über den Anteil des CO_2 an der Gesamtsäureabgabe der Haut gegenüber einer zur Neutralisation angebotenen NaOH beendet.

Zusammenfassende Darstellung der wesentlichsten Schrifttumsangaben, der daran geknüpften Überlegungen. sowie der eigenen Methoden und Ergebnisse.

Durch p_H-Messungen auf der Hautoberfläche mit der Indicatormethode (*Memmesheimer, Perutz* und *Lustig* u. a.) und mit elektropotentiometrischen Methoden (*Schade* und *Marchionini* u. a.) waren die saure Reaktion der Hautoberfläche und regionäre sowie individuelle Verschiedenheiten des p_H-Wertes festgestellt. Bereits die Untersuchungen von *Heuss* hatten ergeben, daß die Haut imstande ist, mit alkalischer Phenolphthaleinlösung befeuchtetes Fließpapier zu entfärben, und daß die Entfärbungszeit bei verschiedenen Individuen schwankt. Mit einer ähnlichen Versuchsanordnung stellte *Burckhardt* den Begriff des Neutralisationsvermögens der Haut fest, wobei er die Zeiten verglich, in denen die Reaktion einer bestimmten Menge und Konzentration alkalischer Phenolphthaleinlösung, die unter einem Glasblock in capillarer Schicht auf 6qcm Haut ausgebreitet war, soweit nach der sauren Seite zu verschoben wurde, daß Entfärbung eines unter dem Glasblock mit vorhandenem kleinem Fließpapierstückes eintrat. Bei dieser Methode ist aber die verwendete NaOH nicht der Einwirkung des Luft-CO_2 entzogen. Gleichartige Versuche von *Rogge* mit Natronlauge geringerer Konzentration ergaben kürzere Entfärbungszeigen. Mit Hilfe elektropotentiometrischer Messung unter Verwendung der für das alkalische Gebiet besonders bei längerer Dauer schlecht brauchbaren Chinhydronelektrode konnten *Koch* und *Schöpper* das Sinken des p_H-Wertes einer auf die Haut gebrachten NaOH feststellen. *Burckhardt* sowie *Koch* fanden das Neutralisationsvermögen der Haut bei Kranken mit Alkaliekzemen herabgesetzt.

Auf Grund der Lehre von der Wasserstoffionenkonzentration wurde zunächst in der vorliegenden Arbeit erörtert, daß die Kenntnis des p_H-Wertes der Hautoberfläche nichts Sicheres über die potentielle chemische Energie, Säurereserve oder Äquivalentkapazität der Haut aussagt, wie sich am Beispiel verschieden stark gepufferter Lösungen desselben p_H-Wertes leicht zeigen läßt. Die Ergebnisse der laufenden p_H-Messungen in auf die Haut gebrachten Natronlaugen lassen in den mir bekannten Untersuchungen ebenfalls keinen Schluß auf die Menge der abgegebenen Säureäquivalente zu, weil bereits der gemessene Anfangs-p_H weit von dem theoretischen p_H-Wert der vorgelegten Natronlaugekonzentration abweicht und nicht zu ersehen ist, ob dieser Unterschied schon durch eine Säureabgabe der Haut zustande gekommen ist oder nur durch einen Meßfehler der für dieses alkalische Gebiet ungeeigneten Chinhydronelektrode. Nach der Arbeit von *Koch* verhalten sich nämlich die Säureabgaben der Haut in den ersten 10 Min. des Versuches wie etwa 50 : 1, je nachdem, ob man von dem theoretischen p_H einer n/2000 NaOH mit p_H 10,7 oder von dem in seinen Kurven gezeichneten Wert von etwa $p_H = 9$ ausgeht. In der Dissertation von *Schöpper* sind die Differenzen von theoretischem Anfangs-p_H (für n/500 NaOH $p_H = 11,3$) und gemessenem Anfangs-$p_H = 7,99$ so groß, daß sich die Hautleistungen einer p_H-Verschiebung in der Natronlauge auf 6,78 etwa wie 2000 : 1 verhalten. Als einziges einfaches Verfahren zur mengenmäßigen Erfassung der Säureabgabe der Haut an die in einem Glasrohr auf der Haut fixierte Natronlauge wird die Titration erkannt. Das Ziel der Arbeit war nicht, individuelle Schwankungen der Säureabgabe zu klären, sondern zunächst nur allgemeine Gesetzmäßigkeiten aufzudecken. Zahlreiche theoretische Erwägungen und entsprechende Auswertung von Kontrollversuchen waren in den einzelnen Abschnitten oft die Voraussetzung für die Beurteilung des Versuches auf der Haut. Das allgemeine Prinzip meiner Untersuchungen war, eine NaOH bekannten Titers in einem Glasrohr von 6,16 qcm lichter Weite auf die Haut zu bringen und das Absinken des Titers zu beobachten. Das Verfahren läßt mehrere Modifikationen zu. Die Untersuchung wurde zunächst in Form der „offenen Titration auf der Haut" durchgeführt. Als Indicator dient Phenolphthalein, als Maßlösung HCl. Bei dieser Art des Vorgehens muß stets die CO_2-Bindung der NaOH aus der Luft von dem Aciditätszuwachs in Abzug gebracht werden. Kontrolluntersuchungen mußten also die Werte für den CO_2-Zuwachs aus der Luft schaffen. Dabei wurde festgestellt, daß die CO_2-Bindung in gleichen Volumina und Konzentrationen der Natronlauge eine Funktion der Oberflächengröße ist, daß z. B. bei einer 3mal so großen Oberfläche unter sonst gleichen Bedingungen 3mal soviel CO_2 gebunden wird. Aus dieser Feststellung ergab sich die Notwendigkeit für die „Luftkontrollen" genau dieselbe freie Oberfläche, d. h. genau gleichweite Gläschen wie für den Hautversuch, zu wählen. In einer Serie wurde zusammen mit *E. Haupt* die in 10-minutigem Kontakt von der Haut an 5 ccm etwa 0,02 n NaOH abgegebene Säuremenge mit Hilfe der offenen Titration auf der Haut bestimmt. Als Maximum des Luftfehlers wurden von allen Versuchen für dieselbe Menge Konzentration und Zeit 0,2 ccm 0,02 n HCl in Abzug gebracht. Die danach verbleibende Titerdifferenz ist durch die Säureabgabe der Haut erzeugt.

Um Mißverständnissen vorzubeugen und die gebrauchten Symbole zu erklären, bedarf es folgender Erörterungen: Wird eine NaOH mit einer Säure unter p_H-Kontrolle titriert, so ist in erster Annäherung zunächst der p_H-Wert durch die Konzentration der freien Hydroxylionen, solange solche vorhanden sind, bestimmt, im Äquivalenzpunkt durch die Hydrolysenformel für die reine Salzlösung, bei weiterem Säurezusatz durch die Eigenschaften der entstehenden Säure-Salzmischung. Ist in der NaOH vor Beginn der Titration mit HCl schon eine andere, schwächere Säure vorhanden, so kommt bei der Titration ein Punkt an dem in der Vorlage nur die freie schwächere Säure in einer NaCl-Lösung vorhanden ist. p_H ist dann von der Dissoziationskonstante der schwachen Säure und einem Aktivitätsfaktor abhängig. Ist die Dissoziationskonstante der schwächeren Säure nicht allzu klein, so läßt sich unter Benutzung von Phenolphthalein ihr Äquivalentanteil in der alkalischen Vorlage bei Titration mit HCl erfassen. Unter dieser durch die Dissoziationskonstante bedingten Einschränkung ergibt also die Differenz des HCl-Verbrauches zwischen einer reinen und säurehaltigen Natronlauge bei entsprechender Umrechnung den Säureäquivalentgehalt der Vorlage. Auf unsere Untersuchungen übertragen ist der Wenigerverbrauch an HCl bis zur Phenolphthalein-Entfärbung ein Maß für die von der Haut an die Natronlauge abgegebene Säuremenge. Die Maßzahl dafür ist das Äquivalent. Nun enthält das Äquivalent jeder Säure stets ein Äquivalent dissoziierbaren Wasserstoffes, wobei der Dissoziationsgrad p_H-abhängig ist und die Dissoziationskonstante nur seine Lage innerhalb der p_H-Skala bestimmt. Für den Ausdruck ein Äquivalent Säure können wir das Charakteristikum ein Gramm Äquivalent H = 1000 mg H setzen und schreiben im folgenden, um die Ioneneigenschaft anzudeuten, für $^1/_{1000}$ Äquivalent Säure das Symbol 1 mg H .

100 Versuche mit der offenen Titration auf der Haut ergaben eine Schwankungsbreite der Säureabgabe an 5 ccm etwa 0,02 n NaOH von 0,001—0,013 mg H˙ mit einer ausgesprochenen Häufung im Bereich von 0,004—0,01 mg H˙ und einem Durchschnitt von 0,006 mg H˙, d. h. einer Säureabgabe von etwa 0,001 mg H˙ für 1 qcm Haut in 10 Min. Die individuelle Schwankungsbreite war an verschiedenen Stellen der Unterarmbeugeseite ˏbei 16 von 20 Personen $\leq$ 0,002 mg H , in den restlichen Fällen höher, in einem Fall sogar 0,006 mg H . In einer zweiten Serie wurde wegen des ungleich raschen Absinkens der Normalität von Kontrolle und Versuch bei längerer Versuchsdauer die NaOH mit flüssigem Paraffin überschichtet, und zur Titration eine bestimmte Menge mit Hahnpipette und Saugball entnommen. In 10 Versuchen von 30 Min. Dauer schwanken die Werte der Säureabgabe von 0,008—0,024 mit einem Durchschnitt von 0,0136, in 11 Versuchen von 45—90 Min. ist die Streuungsbreite 0,012—0,028, der Durchschnitt 0,0185 mg H .

Die nächste Frage war die nach der Abhängigkeit der Säureabgabe von der Dauer des Hautkontaktes der Natronlauge und ihrer Konzentration. Für die Zeitreihe 1,25 Min. · 2^x ($x = 0$—4) ergab die Titration eine Abnahme der Säureabgabe in der Zeiteinheit bei einer Versuchsdauer bis 20 Min. oder umgekehrt ausgedrückt eine relativ größere Säureabgabe der Haut in den ersten Minuten des Versuches. Der Vergleich der Konzentrationsabhängigkeit zeigte, daß die Haut gegenüber einer geringeren Konzentration der alkalischen Vorlage auch weniger Säure abgibt. Die Konzentrationsabhängigkeit wurde auch mit Hilfe elektropotentiometrischer Titrationskurven nachgewiesen, wobei sich die Säureabgaben gegen 0,02, 0,01 und 0,005 n NaOH bei derselben Versuchsdauer wie etwa 4 : 2 : 1 verhielten.

Neben diesen Versuchen war das wesentliche Ziel der Aufnahme elektropotentiometrischer Titrationskurven, das Pufferungsvermögen der von der Haut abgegebenen Säuren festzustellen und daraus einen Schluß auf ihre Stärke zu ziehen. Dazu wurden aus den Titrationskurven der zuvor mit derselben HCl-Menge angesäuerten und dann mit NaOH titrierten Hautkontakt- und Kontrollvorlagen die Kurven für Pufferung und Nachgiebigkeit abgeleitet. Pufferung und Nachgiebigkeit sind durch den Cotangens bzw. Tangens des Neigungswinkels der primären Kurven definiert. Die Ableitung erfolgte auf geometrischem Wege, entsprach also nicht genau dem Differentialquotienten, wodurch die Unstetigkeit der abgeleiteten Kurven ihre Erklärung findet. Das Pufferungsvermögen der von der Haut abgegebenen Säuren erstreckt sich verglichen mit der „Normalpufferung" der Kontrolle über einen Bereich von etwa p_H 4 bis p_H 8 mit einem Maximum etwa 9fach stärkerer Pufferung bei p_H 6,5; 6fach stärkerer bei p_H 5,25 und 3fach stärkerer Pufferung bei p_H 4,6 und 7,6. Eine als Beispiel für das Vorgehen mit Hilfe einer Näherungsformel errechnete Dissoziationskonstante aus dem von der Haut abgegebenen Säuregemisch ergab $k = 2,95 \cdot 10^{-5}$.

Die Fragestellung des zweiten Abschnittes der Arbeit war, den Anteil des CO_2 an der Gesamtsäureabgabe der Haut zu erfassen. Dazu wurde der CO_2-Zuwachs in der mit der Haut in Kontakt gewesenen Paraffinüberschichteten NaOH mit Hilfe der manometrischen Gasanalyse nach *van Slyke* untersucht. Die dazu nötigen Voruntersuchungen bezogen sich auf die Änderung des Titers einer offen an der Luft stehenden Natronlauge im Verhältnis zum gasanalytisch nachgewiesenen CO_2-Zuwachs und auf die Abhängigkeit der CO_2-Bindung von der Konzentration der NaOH in der im Hautversuch benutzten Größenordnung. Das Ergebnis dieser Kontrollen war, daß aus der Luft gebundenes CO_2 bei der Titration mit Phenolphthalein und HCl als Bicarbonat erfaßt wird, daß also einem gasanalytisch nachgewiesenen CO_2-Zuwachs von 0,01 mM bei der Titration ein Aciditätszuwachs von 0,01 statt 0,02 Milliäquivalenten Säure entspricht, oder unter Benutzung des bisher verwendeten Ausdruckes 0,01 mg H·. Die CO_2-Bindung aus der Luft in Natronlauge gleicher Volumina, gleicher freier Oberfläche aber verschiedener Konzentrationen wurde als Funktion der „aktiven Oberfläche" erkannt, und war bei den gewählten Bedingungen und Konzentrationen etwa der Flächendichte, d. h. der Kubikwurzel aus dem Quadrat des Konzentrationsfaktors $\left(\sqrt[3]{n}\right)^2$ proportional.

Die aus dem älteren Schrifttum über die Perspiration des CO_2 durch die Haut gewonnenen Werte stimmen nach Umrechnung für 1 qcm Haut und 1 Stunde mit unseren auch entsprechend umgeformten Ergebnissen zumindest in der Größenordnung, oft sogar genau, überein. Auf Grund des Vorversuches über den Titerwert eines bestimmten gasanalytisch gemessenen CO_2-Zuwachses in NaOH, der dem Bicarbonatgehalt entspricht, wird geschlossen, daß von der titrierten Gesamtsäureabgabe der Haut die nach *van Slyke* gemessene von der Haut abgegebene CO_2-Menge als Bicarbonat abgezogen werden muß, um die hauteigene Säureabgabe zu bekommen. Wenn man zu dieser hauteigenen Säureabgabe den *van Slyke*-Wert für Millimol. CO_2 als Carbonat addiert, so bekommt man die wahre Gesamtsäureabgabe der Haut in Milligramm H mit der Einschränkung, daß ein weiterer Teil der Säuren eine so niedere Dissoziationskonstante haben könnte, daß er bei der Titration mit Phenolphthalein in der alkalischen Vorlage nicht erfaßt wird. Ein Vergleich der hauteigenen Säureabgabe und der CO_2-Abgabe desselben Hautbezirkes in 30 Min. und eines benachbarten oder korrespondierenden in 60 Min. ergibt, daß die CO_2-Abgabe in der zweiten halben Stunde meist größer oder gleich, nie aber geringer ist als in der ersten, daß die Kurve also gerade oder aufwärts gebogen verläuft (Mittelwert aus 7 Versuchen: In 30 Min. 0,0028, in 60 Min. 0,0081 mM CO_2 an 12 ccm 0,02 NaOH von 6,16 qcm Haut abgegeben). Demgegenüber verläuft die Kurve der hauteigenen Säureabgabe bei $^1/_2$- bzw. 1-stündiger Versuchsdauer deutlich abwärts gebogen bis höchstens gerade, nie aber nach aufwärts gekrümmt, d. h. die hauteigene Säureabgabe ist häufig in der zweiten halben Stunde geringer als in der ersten oder doch nur ebenso groß (Mittelwerte aus 7 Versuchen für 30 Min. etwa 0,0087, für 60 Min. 0,0146 mg H·). Die Werte für die titrimetrisch erfaßte Säureabgabe der Haut (CO_2 als Bicarbonat) sind aus denselben Versuchen im Mittel für 30 Min. 0,012, für 60 Min. 0,0225 mg H· und für die wahre Gesamtsäureabgabe (CO_2 als Carbonat) für 30 Min. 0,0148, für 60 Min. 0,0306 mg H·.

Wenn man das Neutralisationsvermögen der Haut gegenüber Laugen als eine zweckmäßige Leistung ansehen will, so kann man schließen, daß ein Nachlassen der hauteigenen Säureabgabe durch Zunahme der CO_2-Abgabe jedenfalls innerhalb unserer Versuchsdauer wieder ausgeglichen wird, so daß beim Betrachten der Mittelwerte die Kurve für die wahre Gesamtsäureabgabe doch linear verläuft. Die Analyse der älteren Literatur über die CO_2-Perspiration der Haut läßt schon erkennen, daß die abgegebene CO_2-Menge vom Partialdruckgefälle abhängt, wenn auch diese Tatsache in den Arbeiten selbst nicht ausdrücklich hervorgehoben wird. Aus den Vorversuchen der Konzentrationsabhängigkeit der CO_2-Bindung in NaOH aus der Luft und Untersuchungsergebnissen, die auch die Abhängigkeit der CO_2-Abgabe der Haut von der Konzentration der als Aufnahmereservoir dienenden Natronlauge zeigen, wird geschlossen, daß der Mechanismus der gleiche ist wie in den Perspirationsversuchen. Mit Wahrscheinlichkeit ist die von der Haut abgegebene CO_2-Menge proportional dem CO_2-Binnendruck der Haut und der Reaktionsgeschwindigkeit in der NaOH, die von der Konzentration abhängt, und umgekehrt proportional dem Diffusionswiderstand der Haut, der sich bei unserer Versuchsanordnung durch den Kontakt der Haut mit der NaOH und die Auflösung der oberflächlichsten Hautschichten ändert. So ist die meist höhere CO_2-Abgabe der Haut in der zweiten halben Stunde des Versuches erklärt. Das Verhalten des oben als zweckmäßig bezeichneten Neutralisationsvermögens findet folgende einfache Deutung. Mit der längeren Einwirkung der NaOH erschöpft sich der Vorrat der Haut an eigenen sauren Valenzen. Infolge der fortschreitenden Auflockerung des Hautgefüges sinkt der Diffusionswiderstand für CO_2, so daß durch die daraus resultierende größere CO_2-Abgabe die tatsächliche Gesamtsäureabgabe jedenfalls innerhalb der Versuchsdauer von 1 Stunde im wesentlichen für die Zeiteinheit gleichgroß ist.

Zusammenfassung.

Bei der Titration einer mit der Haut in Kontakt gewesenen NaOH läßt sich die Menge der von der Haut abgegebenen Säuren erfassen. Die in der gleichen Paraffin-überschichteten NaOH vorgenommene CO_2-Analyse mit der manometrischen Methode nach *van Slyke* ergibt Zuwachswerte durch die CO_2-Abgabe der Haut. Aus der Differenz von titrierter Säure und Bicarbonatzuwachs wird die hauteigene Säureabgabe errechnet. Nachlassen der hauteigenen Säureabgabe wird durch vermehrte CO_2-Abgabe kompensiert, da infolge Auflockerung der Diffusionswiderstand der Haut sinkt. CO_2 ist an der Gesamtsäureabgabe der Haut maßgeblich beteiligt. Gesamtsäureabgabe und CO_2-Abgabe sind abhängig von der Konzentration der auf die Haut gebrachten NaOH. Es handelt sich mit Wahrscheinlichkeit um einfache Lösungsvorgänge, die die Bezeichnung als Hautleistung eigentlich nicht verdienen. Die Pufferwirkung der Hautsäuren erstreckt sich bei potentiometrischen Titrationsversuchen von etwa p_H 4 bis p_H 8. Eine als Beispiel errechnete Dissoziationskonstante ergab $k = 2,95 \cdot 10^{-5}$. Abschließend soll noch bemerkt werden, daß es sich bei der hauteigenen Säureabgabe zum Teil um amphotere Substanzen handelt, deren Charakter als Laugen in der vorliegenden Arbeit nicht erörtert wurde.

Schrifttum.

Abernethy: Surgical and Phylological Essays. London 1793—1797. (Zit. nach *Fubini* und *Ronchi.*) — *Aubert, H.:* Pflügers Arch. 6, 539 (1872). — *Burckhardt, W.:* Arch. f. Dermat. 173, 155 (1936); 178, 1 (1939). — *Fubini, S.* u. *J. Ronchi:* Molescotts Naturlehre, Bd. 12, S. 1. 1881. — *Funke:* Molescotts Naturlehre, Bd. 6, S. 47. 1858. Zit. nach *Fubini* und *Ronchi.* — *Gerlach:* Arch. Anat., Physiol. u. wiss. Med. 1851, 433. Zit. nach *Fubuni* und *Ronchi.* — *Hausknecht, W.:* Inaug.-Diss. Freiburg 1939. — *Heuss, E.:* Mh. Dermat. 14, H. 9/10 (1892). — *Koch, F.:* Klin. Wschr. 1939 I, 889. — *Lustig, B.* u. *A. Perutz:* Arch. f. Dermat. 162, 129 (1930). — *Marchionini, A.:* Arch. f. Dermat. 158, 290 (1929). — *Marchionini, A.* u. *Sadan Tor:* Arch. f. Dermat. 181, 239 (1940). — *Memmesheimer, A.:* Klin. Wschr. 1924 II, 2102. — *Michaelis, L.:* Die Wasserstoffionenkonzentration, 2. Aufl. Berlin: Springer 1922. — *Mislowitzer, E.:* Die Bestimmung der Wasserstoffionenkonzentration von Flüssigkeiten. Berlin: Springer 1928. — *Peukert, L.:* Arch. f. Dermat. 181, 417 (1940). — *Reinhard, C.:* Z. Biol. 5, 28 (1869). — *Röhrig, A.:* Die Physiologie der Haut. S. 18. Berlin 1876. Zit. nach *Fubini* und *Ronchi.* — *Rogge, R.:* Inaug.-Diss. Köln 1937. — *Schade, H.:* Münch. med. Wschr. 1924 I, 1. — *Schade, H.* u. *A. Marchionini:* Arch. f. Dermat. 154, 690 (1928). — *Scharling:* Fortsätte Forsöge for at bestemme den Mängde Kulsyre.... Kjöbenhavn, 1845, S. 381, in „Det Kongelige Danske Videnskabernes Selskabs Naturwidenskabelige og Mathematiske Afhandlinger". Zit. nach *Fubini* und *Ronchi.* — *Schmidt, P. W.:* Arch. f. Dermat. 182, 102 (1941). — *Schneider, W.:* Inaug.-Diss. Gießen 1936. — *Schöpper, A.:* Inaug.-Diss. Freiburg 1939. — *Silvio Antes:* Arch. f. Dermat. 175, 232 (1937). — *van Slyke, Donald:* J. of biol. Chem. 73, 121 (1927). — *van Slyke, D.* and *J. Sendroy* jr.: J. of biol. Chem. 73, 127 (1927). — *Willebrand, E. A. v.:* Skand. Arch. Physiol. (Berl. u. Lpz.) 13, 337 (1902). — *Zingsheim, M.:* Dermat. Wschr. 1940 I, 258.